DOCUMENTS

ACADÉMIQUES ET SCIENTIFIQUES

PRATIQUES ET ADMINISTRATIFS

SUR

LE TANNATE DE QUININE

DE

M. BARRESWIL

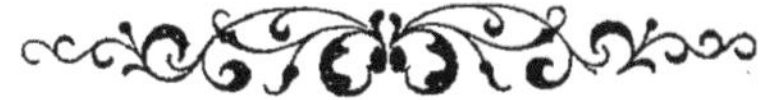

AF377376

PARIS

CHEZ J.-B. BAILLIÈRE, LIBRAIRE DE L'ACADÉMIE DE MÉDECINE

Rue Hautefeuille, 19.

A LONDRES, CHEZ M. BAILLIÈRE, 219, REGENT-STREET.

A NEW-YORK, CHEZ H. BAILLIÈRE, 290, BROADWAY;

A MADRID, CHEZ C. BAILLY - BAILLIÈRE, CALLE DEL PRINCIPE, 11.

1852

SOMMAIRE

DOCUMENTS

ACADÉMIQUES ET SCIENTIFIQUES,

PRATIQUES ET ADMINISTRATIFS

SUR

LE TANNATE DE QUININE

DE

M. BARRESWIL.

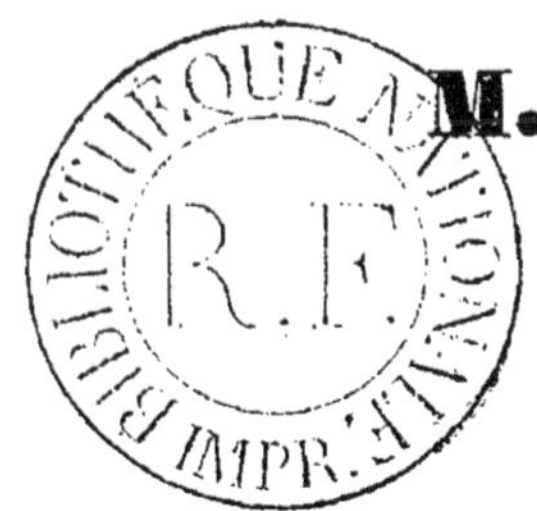

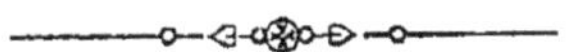

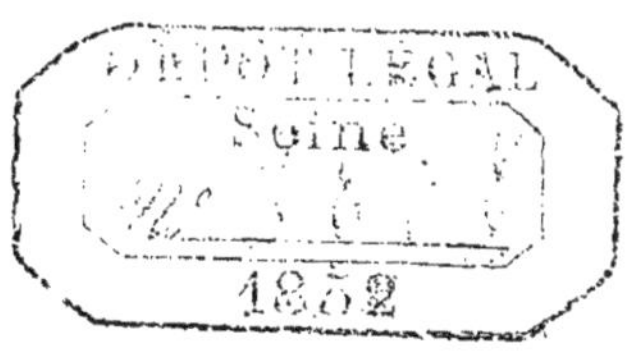

BIBLIOTHÈQUE NATIONALE IMPR. R.F.

DÉPÔT LÉGAL Seine 1852

PARIS

CHEZ J.-B. BAILLIÈRE, LIBRAIRE DE L'ACADÉMIE DE MÉDECINE,

Rue Hautefeuille, 19;

A LONDRES, CHEZ M. BAILLIÈRE, 219, REGENT-STREET;

A NEW-YORK, CHEZ H. BAILLIÈRE, 290, BROADWAY;

A MADRID, CHEZ C. BAILLY-BAILLIÈRE, CALLE DEL PRINCIPE, 11.

1852.

Paris. — Imprimerie Simon Raçon et Cᵉ, rue d'Erfurth, 1.

AVANT-PROPOS.

———

Dans la séance du 24 juin 1851, j'ai eu l'honneur de lire, devant l'Académie nationale de médecine, une note dans laquelle je rappelle les premiers travaux que j'ai faits sur le Tannin. J'ai indiqué que, la suite de mes recherches m'ayant conduit à l'étude des combinaisons du Tannin avec les alcaloïdes, je croyais devoir, en attendant une publication complète, présenter à l'Académie quelques résultats qui me paraissaient importants.

Comme conséquence de mes observations, j'ai appelé l'attention sur l'emploi du Tannate de quinine dans la thérapeutique, et j'ai présenté à l'Académie ce sel, *préparé par moi*, pour qu'elle en ordonnât l'essai comme succédané du quinquina et du sulfate de quinine. Je me suis appuyé sur mes propres recherches, sur les expériences de M. le docteur Berthelot et sur l'opinion de l'illustre Berzelius, dont j'ai cité le texte même (*Traité de chimie*, t. V, page 587, 1831 ; édition française) ; je n'ai pas oublié de mention ner les travaux intéressants de M. Ossian Henry (1), et, si je n'ai pas cité Pelletier et M. Caventou, c'est que ces deux noms sont si étroitement liés à l'histoire du quinquina, que c'est chose superflue que de les rappeler.

Mon Mémoire, déposé à l'Académie, se termine par la demande faite par moi à ce corps savant d'ajouter, par la voie officielle de son bulletin, le Tannate de quinine à la suite des préparations que le *Codex* présente au choix du médecin.

Après cette lecture, écoutée avec une bienveillante attention, M. le Président a bien voulu nommer, pour l'examen de mon travail, une Commission composée de MM. Orfila, Bussy et Bouvier, à laquelle ont été adjoints ultérieurement MM. Lefèvre de Rochefort, Lambron de Levroux et Prosper Hullin de Mortagne (Vendée).

Les expériences de cette Commission d'examen ont duré huit mois. Après ce temps, chacun des Commissaires ayant transmis par voie officielle le résultat de ses observations, le rapport général, inséré dans ce recueil, a été fait par la Commission, lu à l'Académie par M. Bouvier dans la séance du 17 février 1852, et envoyé par moi en entier et sans commentaires à tous les médecins de France.

L'approbation de l'Académie ne suffisant pas pour faire du *Tannate de quinine* un médicament *légal*, c'est-à-dire inscrit au *Codex*, j'ai demandé et obtenu pour les préparations de Tannate de quinine l'approbation ministérielle.

Comme mon intention formelle, et très-manifestement indiquée

(1) M. Ossian Henry a étudié le Tannate de quinine, mais à un autre point de vue (*Journal de pharmacie et de chimie*, avril 1852). Il n'a rien dit qui ait trait à l'emploi du Tannate de quinine dans la thérapeutique, ni dans ses Mémoires, ni dans les publications qu'il a faites à propos de fébrifuges vendus sous la garantie de son cachet : Ossian Henry, *membre de l'Académie de médecine.*

dès le début, était que mon travail, que je crois utile pour les autres, le fût aussi pour les miens, je me suis appliqué à la recherche des moyens les meilleurs pour baser sur l'exploitation du Tannate une affaire honorable et durable.

Je prépare le Tannate de quinine avec du sulfate pur ou préalablement purifié et du tannin pur ; mes opérations sont faites sur de telles proportions et dans des conditions telles, qne j'obtiens un produit toujours identique.

Le Tannate de quinine répondant aux diverses indications du quinquina, je le fais proposer aux médecins pour remplacer, sous forme de pastilles, le sirop et le vin de quinquina ; cette préparation est confectionnée sous la direction de M. Garot, de la Société de Pharmacie, dans le laboratoire de M. Frere, pharmacien, rue Jacob, 19. Les pastilles portent mon nom, comme marque de fabrique, dans le but de les distinguer des imitations qui ne tarderont pas à se produire, et qui ne trouveront peut-être pas facilement un nom analogue. Elles eussent évidemment trouvé un signe analogue à celui que j'aurais pu choisir.

Le Tannate de quinine et ses préparations sont vendus en gros aux pharmaciens, sous la garantie légale de M. Frere, pharmacien lui-même ; mais le Tannate en nature est préparé par moi seul. J'ai fait choix pour pharmacien de M. Frere, parce que sa maison est des plus honorables, et parce qu'elle est conduite avec une sévérité et une intelligence bien connues.

M. Vée, que le corps médical tient en grande considération, a bien voulu prendre le dépôt de ces préparations pour Paris.

Les prix indiqués par M. Frere sur les divers produits de Tannate sont *invariables*; ils sont tels qu'ils laissent à sa maison un bénéfice convenable dans les cours moyens du sulfate de quinine, et à MM. les pharmaciens un bénéfice toujours le même et considérable.

Tous mes moyens d'action tendent vers un même but : faire honorablement une opération durable.

J'ai le premier préparé le Tannate de quinine pour les besoins de la thérapeutique. Je veux que ce produit, reconnu, *à ma demande*, par l'Académie, comme médicament nouveau et utile, autorisé, *à ma demande*, par M. le Ministre de l'Intérieur, vendu par la maison L. Frere, mais préparé par moi seul, et dans des conditions de pureté absolue ; je veux, dis-je, que *mon Tannate de quinine* prenne rang dans les produits débités par les bonnes pharmacies ; je veux que l'on soit assuré qu'il est partout dans des conditions toujours les mêmes, et que MM. les Médecins, et même les malades, puissent le reconnaître facilement.

C'est pourquoi M. Frere, pharmacien, a adopté des poids, formes et enveloppes spéciaux, et mis mon nom sur tous les paquets de Tannate de quinine, sur les flacons de pilules et sur les boîtes de pastilles.

BABRESWIL.

PROPRIÉTÉS THÉRAPEUTIQUES

DU

TANNATE DE QUININE

DE

M. BARRESWIL,

Membre associé libre de la Société de pharmacie de Paris, l'un des rédacteurs
du *Journal de Pharmacie et de Chimie*.

RAPPORT

FAIT A L'ACADÉMIE NATIONALE DE MÉDECINE,

Le 17 février 1852,

Par MM. ORFILA, BUSSY et BOUVIER, rapporteur.

L'Académie nous a chargés, MM. Orfila, Bussy et moi, d'expérimenter le Tannate de quinine présenté par M. Barreswil comme un succédané du quinquina et du sulfate de quinine.

Ce composé, connu des chimistes, et qui rentre, comme le sulfate de quinine, dans la classe des sels quiniques, se rapproche à la fois, suivant l'auteur, du sulfate de quinine par la fixité de sa composition, et du quinquina par la nature de ses composants.

Cette opinion a déjà, ainsi que le rappelle M. Barreswil, été émise par Berzelius, et se trouve consignée dans son *Traité de chimie.*

Tel que M. Barreswil l'a soumis à l'Académie, le Tannate de quinine est une poudre amorphe, d'un blanc un peu jaunâtre, peu soluble dans l'eau et conséquemment très-légèrement amère.

La préparation en est très-simple : il suffit, pour l'obtenir, de verser une dissolution de tannin dans une dissolution d'acétate de quinine, de recueillir, laver et sécher le précipité, qui est le Tannate de quinine.

M. Barreswil emploie le tannin préparé suivant la méthode indiquée par M. Pelouze, et, pour obtenir l'acétate de quinine, il se sert du sulfate de quinine du commerce pur ou préalablement purifié.

L'analyse du Tannate peut être faite, comme celle des autres sels quiniques, par l'action combinée d'un alcali et d'un dissolvant, éther ou chloroforme.

Le Tannate, comme le sulfate, peut se conserver sans altération ; il n'attire pas l'humidité, et ne se colore pas à la lumière ; seulement, comme il est amorphe , il est peut-être à craindre qu'il prête plus à la falsification que le sulfate.

On l'administre, comme toutes les poudres insolubles, à l'état de pastilles, de pilules, ou simplement délayé dans du sirop, enveloppé dans la pulpe d'un fruit, d'un fragment de pain à chanter, ou bien encore mêlé avec du sucre et du café, comme cela se pratique pour le quinquina et le sulfate de quinine.

Dans les expériences soumises au jugement de l'Académie, soit par l'auteur, soit par vos commissaires, on a indifféremment employé l'un ou l'autre mode d'administration.

L'expérience a prouvé que les malades, même les enfants, auxquels on prescrit le Tannate de quinine, le prennent sans répugnance, et il a été constaté que ce sel exerce sur l'estomac et les intestins une action très-bénigne, qu'il ne provoque pas la diarrhée et ne produit presque aucun trouble dans l'économie. M. Lambron n'hésite pas à mettre, sous ce rapport, le Tannate au-dessus du sulfate de quinine, dont l'action, sans être plus sûre, lui paraît beaucoup moins douce.

Le Tannate de quinine a été expérimenté comparativement avec le sulfate ; les quantités employées dans chaque cas ont été celles que l'on aurait prescrites si l'on s'était servi du sulfate de quinine.

Généralement, pour couper une fièvre tierce ou quarte, il a fallu au plus 3 grammes ; pour une fièvre quotidienne, 2 grammes, donnés par dose de 25 centigrammes à 1 gramme. Comme tonique, la quantité prescrite a été de 20 centigrammes par jour.

Dans certains cas, la fièvre a cédé à la première dose ; dans les autres observations, elle n'a entièrement cessé qu'après un nombre d'accès qui a varié de deux à six, et qui a été en moyenne de trois.

Le médicament a été généralement administré, pour les fièvres quotidiennes, après l'accès ; pour les fièvres tierces, le jour de l'intermittence ; pour les fièvres quartes, les deux jours de l'apyrexie.

Il a paru avantageux, pour consolider les guérisons, de continuer l'usage du Tannate à doses décroissantes, même après que les accès avaient disparu.

Il eût été difficile à votre commission, même en un temps beaucoup plus long, de réunir, à Paris, un nombre suffisant de faits pour que les conclusions méritassent quelque confiance.

Nous avons été heureux de pouvoir compter sur le concours de M. Hullin, correspondant de l'Académie à Mortagne (Vendée), de M. Lefèvre, chirurgien de la marine chargé du service du bagne à Rochefort ; de M. Lambron, médecin à Levroux (Indre), qui ont bien voulu nous mettre à même de répondre aux justes exigences de l'Académie.

Les Mémoires intéressants de nos savants confrères sont joints au présent rapport, et leurs observations ont d'autant plus de valeur, qu'elles ont été recueillies dans des contrées où règnent des fièvres paludéennes.

Nous avons également pris en considération les documents officieux recueillis par M. le docteur Berthelot, déjà connu de l'Académie.

Les observations réunies sont au nombre de 82, savoir : 74 cas de fièvres bien caractérisées, et 8 autres d'affections diverses. Elles ont été prises dans diverses contrées, et comprennent les différents âges et à peu près toutes les conditions de la vie. Elles sont, pour la plupart, rédigées avec des détails qui en garantissent l'exactitude. On a eu soin, en ce qui concerne les fièvres, de constater d'abord, à plusieurs reprises, la réalité de la maladie, et de déterminer l'ordre dans lequel se succédaient les accès.

Ces observations, développées dans chaque Mémoire, sont résumées, avec celles qui nous sont propres, dans un tableau annexé à notre rapport ; elles se divisent ainsi :

35 fièvres quotidiennes et rémittentes;
24 fièvres tierces ;
12 fièvres quartes ;
3 fièvres symptomatiques ;
4 névralgies intermittentes :
1 diarrhée intermittente ;
3 rhumatismes articulaires aigus.

82

Une fièvre quotidienne a été rebelle. M. Lefèvre, qui l'a observée, ajoute dans ses conclusions : « En présence des faits positifs « que nous avons réunis, ce fait négatif a peu de valeur ; il n'est que « la reproduction d'un grand nombre de faits semblables, survenus « à la suite de l'administration du sulfate de quinine lui-même. »

Toutes les fièvres tierces ont été coupées. Le Tannate a échoué dans deux fièvres quartes, qui ont cédé au sulfate de quinine après l'emploi d'un laxatif. Un seul cas de fièvre pernicieuse a été observé ; le Tannate l'a enrayé.

Il convient de remarquer que, sur ces 72 cas de fièvre, 8 ont été des récidives après l'usage du Tannate ; mais il faut ajouter que, sur ce même nombre de 72 cas, il y avait 14 récidives après l'emploi du sulfate de quinine. Ces faits prouvent toutefois que le Tannate ne met pas plus que le sulfate à l'abri des rechutes.

Les trois fièvres symptomatiques n'ont pas été guéries par le Tannate, mais elles ont résisté également à l'action du sulfate de quinine. Les névralgies, dont une de la face, ont été dissipées.

La diarrhée intermittente a été arrêtée. Quant aux rhumatismes, ils ne se sont amendés en aucune façon, excepté peut-être l'un d'eux, observé à l'hôpital Beaujon. Ces expériences négatives ont permis de constater que le Tannate peut être administré à des doses considérables sans produire les phénomènes plus ou moins graves qui se manifestent si fréquemment, quand on donne de la même manière le sulfate de quinine.

En résumé, il résulte des faits recueillis et rapportés par votre commission :

1° Que le Tannate de quinine est un antipériodique ;

2° Qu'il paraît posséder, sous le même poids, une activité égale, mais non supérieure, à celle du sulfate de quinine officinal, pour guérir les fièvres d'accès;

3° Qu'il ne met pas plus que le sulfate de quinine à l'abri des récidives;

4° Qu'il présente infiniment peu d'amertume, ce qui rend son administration facile, même chez les personnes les plus délicates et chez les enfants;

5° Que les observations cliniques tendent à prouver qu'il exerce moins d'action que le sulfate de quinine sur les voies digestives et sur le système nerveux;

6° Que, de même qu'il participe, suivant la remarque de M. Barreswil, de la nature du quinquina par ses principes constituants, et du sulfate de quinine par la fixité de sa composition, il se rapproche de l'un et de l'autre par son action thérapeutique.

Rappelons, en terminant, que ce nouveau produit pharmaceutique, substitué au sulfate de quinine, peut, en raison de son état amorphe et pulvérulent, se prêter plus facilement aux falsifications que le sulfate, qui est toujours vendu cristallisé. Cette circonstance doit tenir en garde les praticiens qui seraient dans le cas d'employer le Tannate de quinine.

Enfin, nous ferons encore remarquer que les expériences consignées dans ce rapport ne comprennent qu'un seul cas de fièvre pernicieuse; et nous pensons que, bien que le résultat ait été affirmatif, il conviendra de ne pas accorder trop de confiance au Tannate de quinine dans le traitement des fièvres pernicieuses, jusqu'à ce que des expériences nombreuses aient confirmé cette première observation.

Sous ces réserves, nous concluons que le Tannate de quinine agit sur les fièvres d'accès à la manière du quinquina et du sulfate de quinine, et qu'il peut, dans certains cas, remplacer avec avantage cette dernière substance.

Nous vous proposons d'adresser des remercîments à l'auteur, et de l'engager à continuer ses recherches et à en faire connaître les résultats à l'Académie.

Lu et adopté en séance, le 17 février 1852,

Signé : *le secrétaire-perpétuel,*

DUBOIS.

OBSERVATIONS DE MÉDECINE PRATIQUE

SUR L'ACTION DU

TANNATE DE QUININE

DANS LES MALADIES INTERMITTENTES.

M. BERTHELOT (1).

PREMIÈRE OBSERVATION.

Névralgie intermittente temporale.

La dame FRANDIN, âgée de cinquante ans environ, d'une forte constitution, d'un tempérament dit nerveux sanguin, sujette à des douleurs rhumatismales, demeurant à Paris, rue du Quai-aux-Fleurs, n° 5, fut atteinte dans le mois d'août 1850 d'une névralgie temporale droite intermittente, revenant chaque jour à trois heures de l'après-midi.

Prescription.

Premier jour, 5 août, 4 décigrammes de Tannate de quinine à deux heures de l'après-midi, dans un peu de confitures. Le médicament fut pris sans aucun dégoût, car il n'est pas, ou presque pas amer comme le sulfate de quinine. L'accès est revenu deux heures plus tard et moins fort.

Le 6 août, même dose à deux heures : l'accès a manqué, seulement un petit souvenir de douleur à onze heures du soir.

(1) Le Tannate de quinine employé par M. Berthelot lui a été remis directement par M. Barreswil.

Le 7 août, même dose : pas d'accès. — Le 8, même dose : pas d'accès ; cessation du médicament , et, depuis lors, la névralgie n'est pas revenue (28 octobre 1850).

DEUXIÈME OBSERVATION.

Fièvre intermittente quotidienne, contractée en Pologne.

La femme B., rue Saint-Bon, n° 7, au troisième, âgée de trente-six ans, d'un tempérament nerveux, avait un teint jaune, fiévreux et terreux. Elle avait une fièvre intermittente quotidienne, contractée en Pologne (terre classique des fièvres intermittentes). Arrivée à Paris depuis quelques jours, sa fièvre ne cessa pas, malgré le changement de lieu. Les accès revenaient tous les jours à onze heures du matin.

Prescription.

Premier jour, 14 août 1850. — 4 décigrammes de Tannate de quinine à neuf heures du matin : retour de la fièvre à deux heures au lieu de onze (recul de trois heures). Le 15 août, même dose à neuf heures : encore un léger accès vers cinq heures du soir (recul de six heures). Le 16 août, même dose de Tannate de quinine : pas d'accès ; cessation du médicament. La fièvre n'est pas revenue depuis.

TROISIÈME OBSERVATION.

Fièvre intermittente quotidienne, contractée dans Paris.

La demoiselle Annette, cinquante-six ans, cuisinière, rue des Écrivains, n° 22, avait, le 25 septembre 1850, une fièvre intermittente quotidienne bien caractérisée par frisson, chaleur et sueur, depuis huit jours, à trois heures de l'après-midi.

Prescription.

Le 26 septembre 1850, 4 décigrammes de Tannate de quinine à une heure ; malgré l'accès arrivé ce jour-là à midi et demi, l'accès fut moins long et moins violent que la veille.

Le 27, même dose à onze heures ; l'accès manqua complétement. Quoique la malade n'eût pris que ces deux doses, malgré ma recommandation de prendre encore les deux doses suivantes, car elle en avait acheté quatre doses, cependant les accès ne sont pas revenus. Je ferai de suite une observation : c'est que les fièvres intermittentes contractées dans Paris cèdent très-facilement, et même sans quinine. Ici, cependant, *elle durait depuis huit jours, et a cédé aussitôt* à l'administration du Tannate de quinine, preuve évidente de son action fébrifuge.

QUATRIÈME OBSERVATION.

Fièvre intermittente quotidienne, contractée dans Paris par une jeune femme enceinte de cinq mois, avec douleurs vives dans le ventre et menace de fausse couche.

La dame PAGEOT, âgée de vingt-deux ans, rue Saint-Denis, n° 46, mariée à seize ans, était depuis devenue trois fois enceinte, et trois fois avait fait une fausse couche de cinq à huit mois de grossesse, et deux fois ces fausses couches avaient été suivies de fièvre typhoïde, grave avec gangrène de la peau recouvrant le sacrum et nombreux abcès sous-cutanés vers la fin de la fièvre (du trente au quarantième jour). Enceinte de quatre à cinq mois, pour la quatrième fois, elle fut prise d'une fièvre intermittente quotidienne bien caractérisée, sans sortir de Paris, avec abattement et prostration très-grande. Les accès revenaient tous les jours à cinq heures du soir (frisson, chaleur et sueur), accompagnés d'une toux sèche et très-fatigante.

Prescription.

Le 26 septembre 1850, diète absolue, tisane de fleur de guimauve, repos au lit pendant quelques jours ; malgré ces précautions et ce régime émollient sévère, la fièvre ne cessa pas. Alors, le 8 octobre, je donnai 4 décigrammes de Tannate de quinine à trois heures de l'après-midi : aux deux premières doses, les accès ont perdu beaucoup de leur intensité, et n'ont cédé qu'à la quatrième dose. On continua l'usage du même médicament encore pendant quatre jours, toujours à 4 décigrammes par dose. La fièvre n'a plus reparu, ainsi que la toux, qui nous donnait quelques inquiétudes à cause de la grossesse. Celle-ci a continué, et est arrivée à ses neuf mois sans accidents. Cette fois la grossesse est arrivée à son terme, et la dame Pageot a mis au monde naturellement et heureusement un garçon fort et bien portant.

Le huitième jour après l'accouchement, la dame Pageot fut reprise d'accès de fièvre intermittente, avec une grande prostration de forces et scorbut des gencives, accompagnés de douleurs excessivement vives. J'ai de nouveau administré le Tannate de quinine, et la fièvre a disparu comme la première fois, ainsi que le scorbut. Le rétablissement est complet. (10 mars 1851.)

CINQUIÈME OBSERVATION.

Fièvre intermittente contractée en Algérie.

La femme MARQUET, âgée de trente-cinq ans, ex-colon d'Algérie, de retour à Paris depuis un an, avait rapporté d'Afrique une fièvre intermittente tierce qui fut coupée au mois de mai 1850 avec du sulfate de quinine, et reparut le 20 août 1850 avec le même type tierce, accompagnée de vives douleurs épigastriques et de vomissements fréquents.

Le 21, application de dix sangsues au creux de l'estomac et des cataplasmes sur les piqûres; boissons émollientes, diète absolue: cessation des douleurs épigastriques et des vomissements sous l'influence de ce traitement. Les 22 et 23 octobre, même prescription, excepté les sangsues.

Le 24, 4 décigrammes de Tannate de quinine à neuf heures du matin, et l'accès, qui revenait habituellement à onze heures du matin, ne reparut que vers trois heures de l'après-midi, mais aussi fort que les jours précédents ; le 26, même dose : accès très-faible ; le 28, même dose : pas d'accès, le 30, même dose ; pas d'accès.

Cessation du médicament, et, depuis lors, la fièvre n'est jamais revenue. (14 mars 1851.)

SIXIÈME OBSERVATION.

M. CANAPRILLE, âgé de trente-six ans environ, d'un tempérament nerveux lymphatique, fut atteint d'une névralgie plantaire le 27 novembre 1850, avec redoublement vers les neuf heures du soir.

Prescription.

Quatre doses de Tannate de quinine de 4 décigrammes chaque furent administrées : une dose chaque jour, de sept à huit heures. Le malade en éprouva un grand soulagement; il put marcher, sortir, aller à ses affaires, ce qu'il ne pouvait faire avant l'administration du Tannate de quinine ; mais il lui resta une douleur sourde dans la plante du pied vers les articulations tarsométatarsiennes, qui a résisté à quatre nouvelles doses de Tannate. La maladie, abandonnée à elle-même, a fini par céder, mais très-lentement, au bout de trois à quatre mois.

SEPTIÈME OBSERVATION.

Coliques et diarrhée intermittentes quotidiennes.

La dame REVEL, âgée de cinquante ans environ, d'un tempérament nerveux, rue Chapon, n° 2, fut atteinte de coliques en décembre 1850, vers trois heures du matin. Ces coliques duraient une demi-heure et étaient suivies d'une diarrhée abondante, qui durait elle-même jusqu'à quatre heures et demie.

Ces mêmes phénomènes se reproduisaient identiquement dans le jour, à trois heures et demie de l'après midi (coliques et diarrhée) ; puis, le jour comme la nuit, cessation complète des phénomènes morbides pour se reproduire encore le jour et la nuit suivante, toujours aux mêmes heures.

Ces accidents existaient depuis huit jours lorsque, le 20 décembre 1850, je fus appelé auprès de cette dame. Je prescrivis 4 décigrammes de Tannate de quinine à deux heures du matin et à deux heures de l'après-midi, pendant quatre jours de suite, et le 24 tout avait disparu, coliques et diarrhée, et la dame Revel a continué de se bien porter sans aucun retour des accidents jusqu'à cette époque. (10 mars 1851.)

HUITIÈME OBSERVATION.

Fièvre intermittente quotidienne survenue à la suite d'une fièvre typhoïde grave.

La demoiselle DENIS, âgée d'environ trente ans, d'un tempérament nerveux lymphatique, d'une très-faible constitution, rue du Renard Saint-Merry, n° 6, fut atteinte, en novembre 1850, d'une fièvre typhoïde qui avait commencé par un rhumatisme articulaire avec des douleurs très-vives dans la région du cœur. Arrivée au quarante-cinquième jour de sa maladie, lorsqu'elle était entrée en convalescence, et prenait un peu de nourriture, elle fut atteinte d'une fièvre intermittente quotidienne avec douleurs abdominales et diarrhée. La malade était d'une excessive faiblesse. Les accès avaient lieu tous les jours dans l'après-midi.

Je fis donner le premier jour 30 centigrammes de Tannate de quinine, 5 centigrammes toutes les deux heures dans une cuillerée de tisane entre les accès; le 28 novembre 1850, mieux, sommeil de trois heures pendant la nuit, ce qui n'avait pas eu lieu depuis longtemps. Les 29 et 30 novembre, même dose administrée de la même manière : cessation de la fièvre intermittente, de la diarrhée et des coliques. Depuis cette époque elle en prit encore pendant quatre jours, en diminuant tous les jours la dose de 5 centigrammes, et la convalescence a marché bien plus franchement. La malade s'est bien rétablie. (10 mars 1851.)

RÉFLEXIONS. — CONCLUSION.

1° Le Tannate de quinine m'a paru jouir de la propriété antipériodique, comme le sulfate de quinine;

2° Il est d'une administration bien plus agréable que le sulfate de quinine, parce qu'il est dépourvu de la détestable amertume de celui-ci;

3° Il agit non-seulement comme antipériodique, mais encore comme astringent, et non-seulement il ne provoque pas de diarrhée, comme cela arrive souvent avec le sulfate de quinine; mais il agit dans un sens contraire, c'est-à-dire qu'il supprime la diarrhée quand elle existe déjà chez le malade, de sorte qu'il peut être administré avec avantage dans des cas où le sulfate doit être rejeté;

5° Son défaut d'amertume en permet l'usage très-facilement, même aux petits enfants;

6° S'il peut être livré au commerce à un prix inférieur à celui du sulfate de quinine, il rendra un véritable service à l'humanité, puisqu'il pourra remplacer le sulfate et être employé avantageusement dans des cas où ce dernier ne peut être administré, parce que le Tannate jouit d'une propriété astringente que ne possède pas le sulfate de quinine. — 15 mars 1851.

RAPPORT

De M. le docteur LEFÈVRE, médecin à Rochefort (1).

J'ai été chargé par l'Académie nationale de médecine de faire des expériences sur les propriétés fébrifuges du Tannate de quinine. Cette mission m'a été donnée à l'occasion d'un Mémoire de M. Barreswil, communiqué à cette compagnie, et qui a été renvoyé par elle à l'examen d'une commission composée de MM. Orfila, Bouvier et Bussy.

L'époque (le mois d'août) à laquelle M. Barreswil m'a envoyé 30 grammes de Tannate de quinine, paraissait favorable à ce genre d'expérimentation ; et, quoique l'épidémie annuelle des fièvres d'accès ait été bien moins prononcée à Rochefort qu'elle ne l'est habituellement (car, à l'hôpital de la marine, le nombre des malades, qui, dans les mois d'août et de septembre, varie en moyenne de quatre à six cents, ne s'est élevé en 1851 qu'à trois cents), j'ai pu faire quelques essais du nouveau sel. Pour bien apprécier la valeur de ces essais, on doit tenir compte de la bénignité de l'épidémie, qui, en même temps qu'elle n'atteignait qu'un petit nombre d'individus, ne donnait lieu en général qu'à des fièvres peu tenaces.

C'est particulièrement sur des condamnés aux travaux forcés dont le service médical m'est confié que ces essais ont été tentés. Ces hommes, qui sont soumis d'une manière plus immédiate que les autres à l'action des causes qui produisent les fièvres d'accès, ont beaucoup à souffrir de l'influence de ces causes ; ils sont, par conséquent, dans des conditions favorables pour rendre évidentes les propriétés d'un nouvel agent fébrifuge.

En tenant compte de l'intérêt qu'ont souvent les forçats à simuler des maladies, j'ai soumis à un examen sévère tous ceux auxquels le Tannate de quinine a été administré, afin d'arriver à des

(1) Le Tannate de quinine adressé à M. Lefèvre et à MM. les commissaires de l'Académie avait été préparé par M. Barreswil : il était le même que celui vendu sous les cachets Frère, pharmacien, et Barreswil, et qui se trouve dans la plupart des pharmacies.

résultats positifs. Ce n'est qu'après avoir constaté à plusieurs reprises la réalité de la fièvre et l'ordre dans lequel se succédaient les accès que le médicament a été prescrit, et il n'a été administré que par un officier de santé ou par une sœur de charité. Je crois donc avoir apporté tous les soins possibles pour donner de la valeur aux observations que je vais rapporter.

PREMIÈRE OBSERVATION.

Fièvre quotidienne guérie après une dose de 0,50 de Tannate.

Le nommé VIRLON (Gabriel), âgé de vingt-huit ans, détenu sous le n° 828, originaire du département de la Corrèze, arrivé au bagne depuis trois ans, entré à l'hôpital le 6 août 1851, se disant atteint pour la première fois de fièvre quotidienne dont l'accès vient à dix heures du matin. Il a pris avant son entrée 0,60 de sulfate de quinine. L'accès est constaté le jour même à l'heure indiquée. Le 7, nouvel accès à midi ; on lui donne le 8 au matin 0,50 de Tannate de quinine en une seule dose. L'accès manque le 9. Le malade sort le 12, la fièvre n'ayant pas reparu.

DEUXIÈME OBSERVATION.

Fièvre tierce. Succès après quatre doses de Tannate, de 0,50
chacune. Une rechute douze jours plus tard, nouvelle guérison
après deux doses du même médicament.

Le nommé INDERT (Jean), âgé de vingt-huit ans, originaire des Basses-Pyrénées, au bagne depuis un an, entré à l'hôpital le 9 août 1851, atteint de fièvre tierce en récidive, les jours pairs, accès dans la matinée ; il a déjà eu deux accès. La fièvre est constatée le 10 ; le 11, il prend 1 gramme de Tannate de quinine en deux doses. Léger accès le 12 à midi. Le 13, nouvelle administration de Tannate de quinine, 1 gramme en deux doses. L'accès manque le 14, et le malade retourne aux travaux le 19 sans avoir eu de récidive.

Rechute.

Il rentre le 1er septembre atteint de fièvre quotidienne. L'accès est constaté le jour même. Le 2, il prend 0,50 de Tannate de quinine en deux doses. Léger accès à deux heures du soir. Le 3, nouvelle dose de 0,50 de Tannate. La fièvre ne reparaît pas.

TROISIÈME OBSERVATION.

Fièvre tierce. Succès après deux doses de Tannate. Rechute.
Nouvelle administration de Tannate. Nouveau succès.

Le nommé Liroux (Jean), âgé de quarante-sept ans, détenu sous le n° 1,051, au bagne depuis un an, ex-tisserand, entre à l'hôpital le 18 juin pour fièvre irrégulière en récidive, qui se règle en tierce dans les premiers jours du mois d'août. La fièvre est constatée le 11 et le 13. Le 14, on lui administre 1 gramme de Tannate de quinine en deux doses. L'accès manque le 15 et le 17.

Rechute le 18, nouvel accès à quatre heures du matin. Il prend le soir 1 gramme de Tannate de quinine en deux doses. L'accès manque le 24 et ne se reproduit plus. Le malade sort le 29 pour aller aux travaux. Pas de récidive.

QUATRIÈME OBSERVATION.

Fièvre quotidienne. Succès après une dose de 0,50 de Tannate.

Le nommé Cazales (Jean), âgé de trente-trois ans, détenu sous le n° 419, au bagne depuis sept ans, ex-cultivateur, entre à l'hôpital le 14 août, se disant atteint pour la première fois de fièvre quotidienne depuis trois jours. La fièvre est constatée le soir même; invasion en froid. Le 15, on prescrit 0,50 de Tannate de quinine. La fièvre ne revient pas. Le 20, il retourne aux travaux. Pas de récidive.

CINQUIÈME OBSERVATION.

Fièvre quarte. Insuccès après 3 grammes de Tannate. Elle ré-
siste aussi au sulfate de quinine, et ne disparaît qu'après avoir
changé de type.

Bigot (Baptiste), âgé de vingt-cinq ans, détenu sous le n° 856, au bagne depuis trente et un mois, ex-cultivateur, originaire du département de l'Orne, entre à l'hôpital le 16 août pour être traité d'une fièvre quarte dont il est atteint depuis quinze jours. Le dernier accès a eu lieu la veille à midi. Le 18, nouvel accès à midi. Le 19, des symptômes d'embarras gastrique font prescrire un vomitif avec le tartre stibié, 0,15. Le 21, nouvel accès à dix heures du matin. Le 22, le malade prend 1 gramme de Tannate de quinine en deux doses, Le 23, 0,50 de la même substance sont administrés. Le 24, accès à dix heures du matin ; le malade ne prend rien le 25 et le 26. Le 27, nouvel accès. Le 28, on lui fait prendre 1 gramme de Tannate de quinine en deux doses. Le 30, accès à la même heure, c'est-à-dire à dix heures du matin. Le 31 et le 1er septembre, on renonce au Tannate de quinine pour donner 0,80 de sulfate de quinine chaque jour. Accès le 2. Le 3, 45 grammes de sulfate de soude sont administrés. La fièvre change de type et devient tierce. On veut tenter l'usage de l'apiol dont les capsules ne peuvent être avalées. Le malade se refusant à toute administration de médicament, la fièvre disparaît d'elle-même au bout de quelques jours, et le malade sort de l'hôpital le 15 septembre.

SIXIÈME OBSERVATION.

Fièvre tierce. Succès après l'administration de 1 gramme de Tannate.

TRIMOT (Pierre), âgé de vingt-cinq ans, détenu sous le n° 814, au bagne depuis trois ans, ex-boutonnier, originaire du département de la Seine, entre à l'hôpital atteint de fièvre tierce pour la première fois depuis quatre jours. Le dernier accès a eu lieu au bagne le 13 au matin. Le 14, apyrexie. Le 15, accès à onze heures du matin. Le 16, ce malade prend 1,00 de Tannate de quinine en deux doses. La fièvre ne revient pas, et il sort le 20 août, sans récidive.

SEPTIÈME OBSERVATION.

Fièvre tierce. Succès après un laxatif et 1,25 de Tannate.

ROUSSEAU (Pierre), âgé de vingt et un ans, détenu sous le n° 1,092, au bagne depuis un an, ex-journalier, originaire du département de l'Indre, entré à l'hôpital le 20 août, atteint de fièvre intermittente tierce. Les accès reviennent les jours impairs à midi. Le 21, l'accès avance et débute à cinq heures du matin. Le 22, on prescrit 0,50 de Tannate de quinine ; accès le soir. Le 23, nouvel accès à dix heures. Le 24, on donne par erreur trois capsules d'apiol (nouvel agent fébrifuge) ; l'accès revient à quatre heures du soir. Le 25 au matin, des symptômes d'embarras intestinal font prescrire 45 grammes de sulfate de soude qui produisent de nombreuses évacuations. L'accès vient à une heure de l'après-midi. Le 26 au matin, le malade prend 0,50 de Tannate de quinine ; l'accès vient à quatre heures du soir, malgré cette médication. Le 27, l'accès manque ; le 28, on prescrit 0,25 de Tannate. La fièvre ne revient pas immédiatement ; récidive plus tard.

HUITIÈME OBSERVATION.

Fièvre quotidienne. Succès après 1 gramme de Tannate. Rechute douze jours après. Nouveau succès après 0,50 de Tannate.

Querey (Pierre), âgé de vingt-six ans, détenu sous le n° 94, au bagne depuis vingt-trois mois, ex-cultivateur du département de Tarn-et-Garonne, entré à l'hôpital le 15 août, étant atteint depuis trois jours pour la première fois de fièvre intermittente tierce. Les accès viennent à des heures variables. Le 16, l'accès vient à midi ; le 17, le malade prend 0,50 de Tannate de quinine le matin. Dans la nuit suivante, le malade a un léger accès. Le 18, il prend encore 0,50 de Tannate de quinine ; la fièvre ne revient pas. Il sort le 15.

Rechute le 26, après huit jours d'intermittence. La fièvre est constatée le 28 et le 30 ; le 31 il prend 0,50 de Tannate en deux doses et n'éprouve pas de nouvelle rechute.

NEUVIÈME OBSERVATION.

Fièvre quarte. Insuccès. La fièvre change de type sous l'influence des évacuants et du Tannate de quinine. Après en avoir administré 2 grammes, on revient au sulfate de quinine, qui réussit.

Callet (François), âgé de trente-cinq ans, détenu sous le n° 1,158, au bagne depuis six mois, originaire du département du Nord, ex-chauffeur du chemin de fer, entre à l'hôpital le 16 août, se disant atteint de fièvre quarte depuis huit jours. Le dernier accès aurait eu lieu le 15 à quatre heures du soir ; le 18, l'accès vient à onze heures du matin ; le 19, on administre 1 gramme de Tannate de quinine en deux doses ; à onze heures du matin, nouvel accès qui dure jusqu'à minuit. A la fin de cet accès, le malade prend 0,50 grammes de Tannate de quinine. Le 20, apyrexie ; le 21, accès à dix heures du matin. Le 22, le malade, présentant des symptômes d'embarras gastrique, prend à vomir (tartre stibié, 0,15); fièvre le soir. Le 23, on administre 0,50 de Tannate de quinine; il n'y a pas de fièvre. Le 24, accès à deux heures du soir; le 25, nouvel accès à dix heures du matin. L'inefficacité du Tannate de quinine nous porte à prescrire 0,70 de sulfate de quinine à la fin de l'accès du 25. Le 26, il y a encore à cinq heures du soir un léger accès, à l'issue duquel on administre encore une dose de sulfate de quinine; la fièvre ne revient pas. Le 1ᵉʳ septembre, cet homme est atteint de coliques et de diarrhée et prolonge son séjour à l'hôpital pour cette dernière affection, qui se recomplique plus tard de rechute de fièvre intermittente.

DIXIÈME OBSERVATION.

Fièvre quotidienne compliquée d'embarras gastrique, et devenue rémittente. On emploie successivement les évacuants et 2,50 de Tannate de quinine. Succès d'abord suivie d'une rechute grave.

Thiron (Philibert), âgé de vingt-six ans, détenu sous le n° 708, au bagne depuis quatre ans et demi, ex-cultivateur de l'Ariége, entré à l'hôpital le 22 août, se disant atteint en récidive de fièvre quotidienne dont les accès viendraient à midi. L'accès est constaté le soir, et l'on prescrit 1 gramme de Tannate de quinine pour être administré à la fin de l'accès. A huit heures du soir on donne le Tannate de quinine, qui est rejeté presque aussitôt par un vomissement; le 23, la langue est saburrale, le malade a des nausées et présente les symptômes d'un embarras gastrique; il prend le matin 0,15 de tartre stibié qui détermine des vomissements et des selles; la fièvre est forte le soir, il y a rémission très-prononcée à la nuit. Le 25, le malade est sans fièvre à la visite du matin; il prend 0,50 de Tannate de quinine en deux doses. L'apyrexie continue tout le jour, mais la langue reste saburrale; il y a de l'embarras gastrique et des nausées. Le 26, même état, on donne quelques aliments au malade; le 27, malaise fébrile à onze heures du matin. A trois heures apyrexie parfaite; le 28, le malade prend une nouvelle dose de Tannate de quinine 0,50, à huit heures du soir. On constate le deuxième stade d'un accès venu en froid quatre heures de l'après midi. Le 29, la persistance du trouble fébrile quotidien et des symptômes d'embarras des voies digestives font prescrire un purgatif de 45 grammes de sulfate de soude. La fièvre revient à onze heures du matin et continue jusqu'au soir. Le 31, le malade est sans fièvre tout le jour ; le 1er septembre, accès à midi qui cesse à huit heures du soir ; le 2 et le 5, on donne 0,50 de Tannate de quinine. La fièvre ne revient pas ces jours-là. Le malade reste sans fièvre jusqu'au 6 septembre au soir, où il dit avoir éprouvé quelque malaise ; le 8, on constate de nouveau la fièvre, qui prend un caractère pernicieux que l'on combat par le sulfate de quinine. Au bout de quelques jours, cette fièvre porte le malade à une tentative de suicide par strangulation. On arrive assez à temps auprès de lui pour couper la corde avec laquelle il s'était suspendu.

ONZIÈME OBSERVATION.

Fièvre quotidienne. Insuccès après avoir administré 2 grammes de Tannate. On emploie alors le sulfate, qui réussit.

Léon (Pierre), âgé de trente-quatre ans, détenu au bagne depuis cinq ans sous le n° 657, ex-menuisier, originaire du département d'Ille-et-Vilaine, entre à l'hôpital le 19 août, se disant atteint pour la première fois de fièvre dont le type n'est pas régulier. Il a été purgé au bagne le 22 ; la fièvre a été constatée par le chirurgien du bagne le 28 ; le 29 à deux heures du soir, accès qui ne cesse que dans la soirée ; le 30, le malade prend 1 gramme de Tannate de quinine en deux doses ; l'accès vient à cinq heures du soir. Le 31, on prescrit une même dose de Tannate de quinine administrée de la même manière. Nouvel accès à cinq heures du soir. Le 1er septembre, on prescrit le sulfate de quinine à la dose de 0,60 ; la fièvre ne revient pas. Le 2, on donne encore 0,30 de sulfate de quinine. Le malade sort guéri le 5 septembre sans récidive.

DOUZIÈME OBSERVATION.

Fièvre quarte. Succès après 2 grammes de Tannate.

Chabirand (Aristide), âgé de trente-trois ans, détenu au bagne depuis cinq ans sous le n° 839, ex-militaire, entre à l'hôpital pour une rechute de fièvre quarte. La fièvre est constatée le 1er, le 4 et le 7, malgré l'administration, entre le deuxième et le troisième accès, de 5,496 d'apiol en huit capsules. Le 8 et le 9, Chabirand prend chaque jour 1 gramme de Tannate de quinine en deux doses ; la fièvre disparaît, et le malade sort le 13 pour retourner aux travaux.

TREIZIÈME OBSERVATION.

Fièvre tierce. Succès après 1 gramme de Tannate de quinine.

Domaneuf (Louis), âgé de trente-six ans, détenu sous le n° 992, au bagne depuis dix-neuf mois, ex-terrassier, entre à l'hôpital le 19 août 1851 pour être traité d'une fièvre intermittente tierce dont les accès viennent les jours pairs à huit heures du matin. Les accès sont constatés le 20 et le 22, aux heures indiquées. Le 23, le malade prend 1 gramme de Tannate de quinine en deux doses. La fièvre ne revient pas. Le malade sort le 1er septembre. Il survient plus tard une récidive qui est traitée par le sulfate de quinine.

QUATORZIÈME OBSERVATION.
(Recueillie par M. Lapredoure, médecin en chef.)

Fièvre quarte. Succès après 2 grammes de sel ; n'empêche pas une rechute.

La demoiselle N... âgée de quarante-huit ans, atteinte depuis longtemps de fièvre intermittente quarte qu'elle arrête ordinairement par l'usage du sulfate, se plaint de l'action générale qu'exerce sur elle le sel quinique. Elle a recours au Tannate de quinine avec empressement. Elle en prend 2 gr. pendant les deux jours d'intermission ; l'accès manque le jour où il devait venir, et la malade déclare qu'elle n'a point éprouvé le malaise que lui occasionne toujours le sulfate de quinine. Mais elle n'est préservée que temporairement de la fièvre, qui revient huit jours après.

QUINZIÈME OBSERVATION.
(Recueillie par M. Constantin, deuxième chirurgien en chef, auquel j'avais remis 4 gr. de Tannate.)

Fièvre tierce. Succès après 2 gr. Rechute quatre jours après.

Le nommé Daurin est entré à la salle des vénériens pour des chancres à la verge. Il est atteint d'un deuxième accès de fièvre tierce sans aucune complication le 14 septembre. Le 15, il prend 1 gr. de Tannate de quinine. Le 16, accès à deux heures du soir. Le 17, on lui donne encore 1 gr. de Tannate de quinine. Le 18, la fièvre manque. Le 21, rechute de fièvre, invasion de l'accès à midi. Étant dépourvu de Tannate de quinine, je prescrivis le sulfate de quinine à la dose de 0,60 chaque jour; répétés deux jours ensuite, les accès cessent sans retour.

SEIZIÈME OBSERVATION.

(Recueillie par le même.)

Fièvre quotidienne devenue rémittente. Succès après 1 gr. 60 de Tannate.

J'ai été appelé, dans la matinée du 21 septembre, auprès de l'enfant Boursier, âgé de trois ans. Cet enfant est atteint depuis cinq jours de fièvre intermittente, qui, d'abord quotidienne, n'a pas tardé à devenir rémittente. Je profitai de l'état de rémission pour lui administrer 0,60 de Tannate de quinine, associés à 30 gr. de sirop de gomme et 4 gr. de sirop diacode. Le remède est pris par cuillérée de demi-heure en demi-heure, facilement et sans exciter de dégoût. L'exacerbation vint à deux heures de l'après-midi, et ne se termina que le lendemain par une sueur abondante qui fut suivie d'une apyrexie complète. Je prescrivis encore 0,60 de Tannate de quinine, qui furent administrés de la même manière, et ingérés avec la même facilité par l'enfant. Le 23, il n'y eut qu'un très-léger accès. Le 24, le petit malade prit encore 0,40 de Tannate, et la fièvre disparut sans retour.

DIX-SEPTIÈME OBSERVATION.

Fièvre quarte survenue à la suite de la coqueluche. Succès après 1 gr. 40 de Tannate de quinine.

Le jeune B..., âgé de deux ans et demi, a été longtemps sous l'influence de la fièvre intermittente. Elle avait cessé depuis plusieurs mois, lorsque dans le mois de septembre il fut atteint de coqueluche. Sous l'action de cette maladie, la fièvre quarte reparaît. Après avoir constaté divers accès qui ont résisté à des vomitifs et à un laxatif, je prescris, le 14 et le 15 octobre, 0,60 de Tannate de quinine. La fièvre revient le 16 à l'heure habituelle. Le 17 et le 18, on administre au petit malade 0,80 de Tannate chaque jour; l'accès manque le 19. Le Tannate prescrit par M. Tayeaud a été pris chez un pharmacien de la ville.

En dehors de cette série d'observations, M. le docteur Tayeaud, après avoir eu connaissance de la communication faite à l'Académie de médecine par M. Barreswil et des résultats que nous avons obtenus à l'hôpital de la marine, a prescrit en ville avec succès à des enfants atteints de fièvre intermittente le Tannate de quinine à des doses qui ont varié de 0,30 à 0,40 par jour. Il a constaté que ce médicament a presque toujours réussi à arrêter les accès, qu'il est ingéré facilement quand on l'associe à du sirop et qu'il ne produit aucun accident.

En résumant les observations que je viens de rapporter, on voit que le Tannate de quinine a été administré à dix-sept personnes qui ont fourni par les rechutes survenues à quelques-unes vingt cas de fièvre intermittente, savoir :

Huit cas de fièvre quotidienne, dont un suivi de rechute, combattus par le même agent.

Sept cas de fièvre suivie, dont deux rechutes. — Cinq cas de fièvre quarte. Total, vingt cas.

Parmi les huit fièvres quotidiennes, une fois le Tannate n'a pas réussi.

Dans les sept fièvres tierces, il a toujours arrêté les accès.

Dans les cinq cas de fièvre quarte, il a échoué deux fois. !

Pour arrêter la fièvre quotidienne, la quantité de Tannate administré a varié de 0,50 à 2 gr.

Dans la fièvre tierce, elle a varié de 1 gr. à 3 gr. — Pour la fièvre quarte, elle a varié de 2 gr. à 3 gr.

Le Tannate de quinine a été administré mêlé soit à du sirop de sucre, soit à une pulpe de fruit cuit. Les doses ont varié de 0,25 à 0,50 à la fois.

On l'administrait dans les fièvres quotidiennes immédiatement à la fin d'un accès.

Dans les fièvres tierces, le jour de l'intermittence.

Une seule fois le Tannate a été rejeté aussitôt après l'ingestion. C'est par le malade qui fait le sujet de la 10ᵉ observation. La fièvre chez cet homme était compliquée d'un état saburral des premières voies.

Aucun de ceux qui en ont fait usage ne s'est plaint de douleurs à l'estomac ou d'accidents nerveux survenus après l'ingestion du médicament. La demoiselle qui fait le sujet de la 14e observation a déclaré que le Tannate de quinine n'avait pas causé chez elle les accidents que lui cause toujours le sulfate. Elle éprouvait au contraire un bien-être qui ne lui était pas habituel.

Sur deux des hommes qui ont été soumis dans mon traitement à l'action du Tannate de quinine (observations 9 et 10) et sur l'enfant traité par M. Constantin (observation 16), la fièvre a changé de type; chez le premier, elle est devenue double quarte, et, chez les autres, rémittente. Peut-on attribuer à l'action du médicament ce changement dans la marche de la maladie? Il est difficile de le dire. Mais il est à remarquer qu'en persistant dans l'administration du Tannate on a fini par arrêter le mouvement fébrile chez tous les trois.

Les accidents pernicieux survenus sur le n° 10 après que la fièvre dont il était atteint eut cédé une première fois au Tannate de quinine, et qui se sont déclarés à l'occasion d'une rechute, peuvent-ils être attribués à l'usage de ce sel? Nous ne le pensons pas. Ces accidents se manifestent quelquefois dans le cours des fièvres intermittentes de notre localité sans autre cause que l'influence miasmatique. Il est à remarquer que la tentative de suicide par strangulation opérée par ce malheureux a définitivement enrayé la fièvre intermittente.

Il nous reste à examiner les trois observations où l'administration du Tannate n'a pas été suivie de succès. La première, consignée sous le n° 11, est celle d'un homme atteint de fièvre quotidienne : malgré l'administration méthodique de doses relativement plus fortes que celles de sulfate de quinine, les accès ont continué à se reproduire sans avoir subi aucune modification, et ils n'ont cessé qu'après l'administration de 0,60 de sulfate de quinine. En présence des faits positifs que nous avons réunis, ce fait négatif est de peu de valeur : il n'est que la reproduction d'un grand nombre de faits semblables survenus à la suite de l'administration du sulfate lui-même. Les deux observations (n° 5 et n° 9) ont pour sujets des hommes atteints de fièvre quarte. Après avoir employé des doses de Tannate plus fortes que celles de sulfate qui réussissent habituellement à arrêter les accès de fièvre quarte, on a eu recours au sulfate de quinine, qui a échoué d'abord sur le n° 5 ; c'est après avoir été d'abord modifiée par l'administration d'un laxatif que la fièvre a cessé sous l'action continuée du sulfate de quinine. Chez le n° 9, le Tannate a d'abord changé le type de la fièvre, qui est devenue tierce et n'a cédé que difficilement au sulfate de quinine administré à la dose de 0,70. En définitive, ces insuccès du Tannate contre les fièvres quartes n'ont rien d'extraordinaire. Tout le monde sait combien la ténacité de ces fièvres est grande, avec quelle facilité elles récidivent ; enfin, il ressort d'une expérimentation de chaque jour pour ainsi dire que le sulfate de quinine, à moins d'en élever considérablement les doses, est souvent impuissant pour faire disparaître complétement les fièvres quartes.

CONCLUSION.

M. Barreswil a avancé à la fin du Mémoire qu'il a adressé à l'Académie que : « Le Tannate de quinine a le double avantage « d'être plus actif à poids égal d'alcaloïdes que les autres préparations indiquées, et de n'avoir point ou presque point de saveur « amère ; je pourrais ajouter aussi, continue-t-il, l'avantage qu'il « possède de pouvoir être administré dans des circonstances où « l'on préfère l'emploi du quinquina à celui du sulfate de quinine, « et dans des conditions pathologiques où le sulfate de quinine « n'est pas supporté. »

Il résulte des expériences faites à Rochefort que le Tannate de quinine aurait à poids égal une activité égale, mais non supérieure à celle du sulfate de quinine, pour enrayer les fièvres d'accès. On a constaté que ce médicament est facilement toléré par l'estomac, et qu'il ne détermine pas les troubles nerveux produits souvent par le sulfate de quinine.

Sa presque insipidité en rend l'ingestion facile, et, si les faits observés à Rochefort se confirment, ce serait une préparation bien précieuse pour les enfants atteints de fièvres intermittentes.

Je n'ai pu m'assurer si, dans les cas où l'on préfère l'emploi du quinquina à celui du sulfate de quinine, le Tannate de quinine pouvait lui être avantageusement substitué.

Le Tannate de quinine ne modifie pas l'économie de manière à empêcher les rechutes des fièvres d'accès : elles sont aussi communes après l'usage de ce sel qu'après celui des autres antipériodiques.

RAPPORT

Du docteur LAMBRON sur l'action thérapeutique du Tannate de quinine employé contre les fièvres intermittentes.

L'Académie de médecine, désirant soumettre à l'observation clinique, sur les lieux mêmes où règnent les fièvres intermittentes, le Tannate de quinine préconisé par M. Barreswil comme agent antipériodique, a chargé plusieurs médecins de cette mission. Je viens, honoré de son choix, lui soumettre le résultat de mes recherches.

Cette année les fièvres intermittentes n'ont pas été aussi nombreuses et aussi tenaces que d'habitude ; vous pourrez voir cependant par le résumé ci-joint que j'ai pu choisir une assez grande variété de cas morbides pour que ce médicament ait été appliqué aux diverses espèces de fièvres intermittentes, soit chez des hommes, des femmes, des enfants, soit aux divers âges de la vie, soit encore dans quelques états physiologiques ou pathologiques qui peuvent rendre les fièvres plus rebelles. Ainsi j'ai administré le Tannate de quinine :

A deux enfants du premier âge ; à sept enfants au-dessous de quinze ans ; à dix adultes de quinze à trente ans ; à cinq personnes d'un âge fait de trente à cinquante ; à quatre personnes au-dessus de cinquante.

A douze fièvres *intermittentes quotidiennes*, dont neuf non encore traitées par les fébrifuges et trois ayant récidivé après l'administration du sulfate de quinine.

A huit tierces, dont cinq non encore traitées et trois récidives après l'administration du sulfate de quinine.

A deux quartes et mieux irrégulières, dont l'une n'avait été combattue que par une faible dose de sulfate de quinine et dont l'autre avait résisté à des doses considérables de cet agent.

A deux fièvres *rémittentes* non encore traitées.

A trois fièvres nerveuses ou larvées également non traitées.

Chez deux fièvres intermittentes compliquées, l'une de dyssenterie, l'autre de diarrhée.

Chez deux fièvres intermittentes compliquées de chlorose.

A deux nourrices; à une femme enceinte ; à une femme nouvellement accouchée.

Les tempéraments nous offriraient une aussi grande variété. J'ai pris également des exemples dans diverses positions de la vie, riches, aisées et pauvres.

La dose de Tannate de quinine nécessaire pour couper la fièvre a dû varier avec le tempérament, l'âge, l'espèce de fièvre, suivant les désordres généraux produits par cette maladie, et surtout selon l'état de la rate. Ont suffi :

Chez les enfants 0,50 à 1 gramme pris en cinq à six jours.

Chez les adultes 1 gramme 50 administrés en trois doses, une par jour.

Dans les fièvres récidivées après l'administration du sulfate ou du Tannate de quinine, ou accompagnées d'hypérennies de la rate, 3 et jusqu'à 4 grammes pris en six ou huit jours.

Sur vingt-sept observations le Tannate de quinine a coupé vingt-deux fois la fièvre sans retour, et, parmi celles-ci, six fièvres qui avaient récidivé après l'administration du sulfate de quinine.

Nous avons eu cinq rechutes : deux parmi les fièvres quotidiennes, l'une simple et l'autre double ; une parmi les fièvres tierces ; deux parmi les fièvres quartes. La fièvre quotidienne simple s'est terminée d'elle-même ; la double a dû être coupée deux fois ; la tierce a résisté à deux traitements par le Tannate de quinine et a cédé à l'opium uni au quinquina. L'une des quartes a récidivé malgré une forte dose de Tannate et a été alors attaquée par le sulfate de quinine ; l'autre a résisté à deux traitements par le Tannate, de même qu'elle avait résisté à plusieurs traitements par le sulfate de quinine.

Dans les quatre observations où l'on a trouvé la rate hypérennisée, elle a diminué comme sous l'influence du sulfate de quinine.

Les conclusions qui ressortent de ces observations sont :

1° Que le Tannate de quinine coupe les diverses espèces de fièvres intermittentes aussi bien que le sulfate de quinine ;

2° Qu'il ne paraît pas agir plus activement ni plus vite, puisqu'il faut employer des doses aussi considérables ;

3° Que son action ne me paraît pas plus sûre que celle du sulfate de quinine pour éviter les récidives.

Mais, comme ce sel n'a qu'une saveur très-faiblement amère, il est bien plus facile à administrer, surtout aux enfants. Il n'excite pas non plus l'estomac comme le sulfate de quinine. Il n'a point produit les tintements d'oreille, l'espèce d'ébriété et les douleurs nerveuses des membres qu'on observe souvent après l'administration du sulfate de quinine, quoique j'aie donné en une seule dose 1 gramme de Tannate. Or, ici, à cette dose, le sulfate produit communément ces phénomènes.

En résumé, si l'action thérapeutique du Tannate de quinine ne surpasse pas celle du sulfate, je crois qu'elle l'égale ; et, selon moi, c'est lui reconnaître déjà un grand mérite, car, de tous les agents antipériodiques préconisés jusqu'à ce jour, aucun n'a pu rivaliser avec le sulfate de quinine. Mais, ce qui me le ferait préférer, c'est la facilité de son administration et son action bien plus douce sur notre économie.

Résumé des observations recueillies par le docteur Ernest LAMBRON sur l'action du Tannate de quinine comme agent antipériodique.

Fièvres intermittentes quotidiennes.

Tissier (Jean), faucheur et tisserand, trente-six ans. Frissons légers, soif vive, chaleur peu forte, sueurs peu abondantes, lassitude dans tous les membres. La fièvre durait depuis six jours. 1 gr. 50 de Tannate de quinine administrés en trois doses. La fièvre est coupée à la troisième.

Poirier (Marie), âgée de deux ans et demi. Froid d'une heure, soif intense, chaleur vive, peu de sueurs, mais diarrhée depuis quinze jours. La fièvre durait depuis quatre jours. 0,50 Tannate de quinine en quatre jours. A la troisième dose la fièvre a disparu.

Jacquin (Louise), bergère, âgée de dix ans. Les trois stades sont très-tranchés et très-forts. La fièvre dure depuis six jours. Prescription de 1,50 Tannate de quinine à prendre en quatre jours. La fièvre est coupée à la deuxième dose.

Tissier (Rose), domestique, dix-huit ans. Pas de frisson, les deux stades, fièvre compliquée de chlorose. 1,50 de Tannate en trois jours. A la deuxième dose, la fièvre est coupée.

Boucheron (Jean-Baptiste), tuilier-poseur, âgé de treize ans. Les trois stades ; vomissements, soif vive. La fièvre dure depuis quatre jours, 1 gr. 50 de Tannate, à prendre en quatre jours, coupent la fièvre à la troisième dose.

Limoge (Louis), journalier, dix-huit ans. Fièvre un jour à neuf heures du matin, avec vomissements et diarrhée, l'autre jour à quatre heures du soir sans vomissements ni dévoiement. La fièvre dure depuis huit jours. 2 gr. de Tannate en quatre jours. La fièvre fut coupée à la troisième dose.

Poirier (Pierre), pâtre, âgé de treize ans. Délire dans l'accès, qui commence à cinq heures du soir et finit à sept heures du matin. Les trois stades. Cet état dure depuis onze jours. 1,50 Tannate de quinine en quatre jours. La fièvre est coupée.

Pigelet de Brion, journalier, quarante ans. Les trois stades, faiblesse extrême, cachexie miasmatique. La fièvre dure depuis vingt jours. Elle est coupée avec 3 gr. Tannate de quinine pris en six jours. Récidive huit jours avant. Coupée par 1,80 de sulfate de quinine.

Bourdin, domestique, vingt-quatre ans. Un jour grand accès ; le lendemain, accès peu fort. La rate reste hypérennisée et déborde les côtes ; elle est douloureuse à la pression. La fièvre date de trente-quatre jours. 3 gr. Tannate de quinine en six jours. La fièvre est coupée à la quatrième dose. La fièvre avait été coupée avec 1 gr. de sulfate de quinine. Rechute après trois jours. Coupée de nouveau avec 1,20 sulfate. Rechute après quinze jours. C'est alors que l'on emploie le Tannate.

Blanchard (Clémence), dix-neuf ans, journalière, accouchée de quinze jours. Frissons durant une demi-heure, soif vive, pas de sueurs ; fièvre, un jour plus forte, l'autre jour faible, dure depuis dix jours. 3 gr. Tannate de quinine en sept jours. A la troisième dose la fièvre est coupée. 1 gr. 20 de sulfate de quinine donnés d'abord n'avaient fait que diminuer la fièvre.

SALMON (Sylvain). Fièvre intermittente quotidienne compliquée de dyssenterie qui régnait épidémiquement. L'écoulement de sang cesse, la diarrhée persiste ; stade de froid léger, soif très-vive, chaleur brûlante, peu de sueurs, prostration très-grande. Dure depuis huit jours. 1 gr. 50 Tannate de quinine administrés en quatre jours. La fièvre est coupée à la troisième dose. Rechute après huit jours, mais la fièvre est légère et disparaît d'elle-même après quelques accès.

BAUDON (Ernestine), fille de fabricant, dix ans. Fièvre intermittente quotidienne double, petit accès de deux à cinq heures, frissons légers ; deuxième accès fort avec frissons pendant une heure, soif vive, terminaison le matin sans sueurs. Coupée par 1 gr. 50 pris en quatre jours. Rechute coupée définitivement par 2 gr. pris en quatre jours.

Fièvre tierce.

BAUCHER (Anne), propriétaire, soixante-deux ans. Tierce nerveuse, frissons pendant une heure, soif vive, chaleur brûlante, douleurs nerveuses dans la mâchoire. Dure depuis quatre jours. 1 gr. 50 Tannate en quatre jours. La fièvre est coupée.

RENAUD (Jean-Baptiste), berger-chef, cinquante-cinq ans. Tierce bilieuse. Peu de frissons, soif très-grande, vomissements abondants. 1 gr. 50 de Tannate coupent la fièvre.

PALLUAU (Marie), fermière, vingt-huit ans, nourrice de cinq mois. Frissons légers, soif ardente, sueurs peu abondantes, délire durant presque tout l'accès, amaigrissement et prostration générale. 2 gr. Tannate de quinine en quatre jours. La fièvre est coupée à la troisième dose.

GUILPIN, journalier, quarante ans. Pas de frissons, étouffements très-pénibles qui se terminent avec l'arrivée de la sueur. La fièvre est coupée par 2 gr. Tannate.

THIBAUT (Marie), fermière, vingt et un ans, nourrice de huit mois.

Pas de frissons, soif vive, céphalalgie très-violente, sueurs peu
abondantes. La fièvre dure depuis vingt jours ; en récidive d'accès
coupés avec 1 gr. 50 sulfate de quinine, et rechute nouvelle coupée
par 3 gr. Tannate en six jours.

GRENON (Alphonsine), un an et demi. Froid pendant une heure,
chaleur vive avec grande altération, sueur peu marquée, rate hypérennisée dépassant les fausses côtes de deux pouces. Récidive d'accès
coupés par 0,20 de sulfate de quinine. Définitivement coupée par
1 gr. en six jours ; la rate rentre sous les côtes tout en restant un
peu volumineuse.

MOREAU (Jean), domestique, seize ans. Point de frissons ni soif,
mais chaleur brûlante avec lassitude générale et douleurs dans les
membres ; rate débordant les fausses côtes d'un pouce, teint jaune
pâle de la cachexie paludéenne. Fièvre tierce coupée d'abord par
0,60 sulfate de quinine. Rechute après huit jours. Six nouveaux
accès. Coupée définitivement, après trente-six jours, par 3 gr., en
six jours, de Tannate de quinine.

MATHURIN (Solange), fermière, vingt-huit ans, enceinte de six mois.
Frissons à quelques accès, mais non régulièrement; soif excessive,
céphalalgie très-violente. La malade avait été saignée. La fièvre
est coupée d'abord par 1 gr. 50 Tannate. Rechute huit jours après.
Coupée de nouveau par 2 gr. Tannate. Nouvelle rechute quinze
jours après. Coupée définitivement par l'opium et le quinquina.

Quartes et irrégulières.

FRANÇOISE ***, cuisinière, quarante ans, fièvre quelquefois quotidienne, tierce et plus souvent quarte. La malade avait été traitée
par quelques faibles doses de quinine et de rhubarbe, ce qui avait
seulement dérangé le type des accès. 4 grammes de Tannate en
huit jours ; coupée à la quatrième dose.

MADAME ***, propriétaire, vingt-huit ans. Fièvre quotidienne le
plus souvent, quelquefois tierce et quarte. Frissons pendant trois
ou quatre heures. Soif, sueurs la nuit, amaigrissement, mais point
de cachexie. La fièvre avait été coupée déjà trois fois par le sulfate de quinine, et chaque fois elle reparaissait huit ou dix jours
après l'administration du fébrifuge. Rechute une première fois
après 2 grammes en quatre paquets de Tannate de quinine, et une

seconde fois après 3 grammes en quatre doses de 0,50 et une de 1 gramme.

Fièvres rémittentes.

MAILLET (Marie), fermière, cinquante ans. Fièvre continue et malaise après refroidissement et exacerbation tous les soirs, caractérisée par mouvements et battements dans la tête avec sueurs après minuit, mais sans soif ni céphalalgie. Cette fièvre durait depuis vingt jours; 1 gramme de Tannate en trois jours la coupe à la troisième dose.

JACQUIN (Marie), propriétaire, trente-trois ans. Fièvre continue, mais avec exacerbation le soir caractérisée par soif ardente. Douleur très-vive de la rate. Sueurs abondantes toutes les nuits. Coupée à la deuxième dose par 1,50 de Tannate administrés en trois jours.

Larvées.

DIMAY, moissonneur, vingt-trois ans. Toutes les nuits névralgie intermittente de presque tout le côté droit de la tête, mais principalement du nerf sus-orbitaire. Saignée, vésicatoire sur la nuque n'amènent aucune amélioration. 1 gramme 50 de Tannate de quinine en trois jours coupe la fièvre sans récidive.

MORIE (Julie), bergère, quinze ans. Toutes les nuits névralgie intermittente sus-orbitaire droite, durant depuis trente jours. La douleur s'étendait à l'oreille et au facial; des vésicatoires avaient amoindri la douleur. Cette larvée était compliquée de chlorose coupée par 1 gramme de Tannate, sans récidive.

BLANCHET (François), propriétaire et charron. Tous les soirs jusqu'à minuit, névralgie du nerf sus-orbitaire gauche et ses ramifications; compliquée d'abord d'embarras bilieux, puis suivie d'hépatite avec péritonite partielle. 1 gramme 50 Tannate de quinine la coupent en trois jours.

Addition au rapport de M. le docteur LAMBRON.

J'ai revu l'intéressante malade n° 21 du tableau, qui a eu une rechute, quoiqu'elle eût pris 4 ½ grammes de Tannate en huit jours.

Elle m'a offert une particularité que je suis heureux de vous signaler, en ce qu'elle vient confirmer que l'action du Tannate sur les organes digestifs est bien plus douce que celle du sulfate de quinine.

Pour arrêter le retour de la fièvre, j'ai fait prendre à cette femme les trois doses de Tannate qui me restaient, auxquelles j'ai joint des lavements de sulfate de quinine. Pendant tout le temps qu'elle a pris ainsi chaque matin 0,50 de Tannate par la bouche et 0,40 de sulfate en lavement, elle n'a pas été le moins du monde fatiguée; mais, lorsque j'ai voulu, pour continuer le traitement et pour maintenir la fièvre coupée, lui donner de huit jours en huit jours le même lavement, puis par l'estomac (non le Tannate dont je n'avais plus, mais 4 pilules de sulfate de quinine chacune de 0,10), uni à une légère quantité d'opium pour qu'il fût mieux toléré, cette malade en a été incommodée. La première fois elle a ressenti des coliques très-violentes; et, la deuxième fois, ou huit jours après, elle a éprouvé des vomissements très-forts et qui se sont répétés jusqu'à vingt fois. Déjà, il y a cinq ans, elle avait eu la fièvre intermittente, et le sulfate de quinine l'avait également beaucoup fatiguée.

Je n'hésiterai pas, toutes les fois que je pourrai me le procurer, à préférer le Tannate au sulfate : ses effets thérapeutiques sont aussi sûrs, et son action sur notre économie beaucoup plus douce.

OBSERVATIONS

SUR LES EFFETS THÉRAPEUTIQUES DU TANNATE DE QUININE.

Par le Dr Prosper HULLIN, de Mortagne (Vendée),
Membre correspondant de l'Académie nationale de médecine de Paris,
de la Société de médecine d'Angers, de la Société nationale académique de Nantes, etc.

Le 30 septembre dernier, l'Académie m'a fait l'honneur de me charger de répéter les expériences faites par M. Barreswil sur le Tannate de quinine et ses effets dans le traitement des fièvres d'accès de tous types. Je viens communiquer à cette Compagnie savante le résultat de mes recherches et les conclusions auxquelles j'ai été conduit. Mes observations sont au nombre de quatorze, rangées dans l'ordre où elles se sont présentées dans ma pratique.

PREMIÈRE OBSERVATION.

Fièvres quartes avec accès intenses de vingt-quatre heures qui cédèrent à 1 gramme de Tannate de quinine.

La première concerne la fille GOUENAU, âgée de trente-deux ans, d'une forte constitution, ordinairement bien portante. Depuis un mois elle éprouve des fièvres quartes dont les accès ne durent pas moins de vingt-quatre heures.

Ils débutent par des frissons de trois heures et se terminent par des sueurs abondantes.

Voici l'état de la fille G..., le jour de ma visite (17 septembre 1851). Visage pâle, yeux jaunes, céphalalgie intense, ventre douloureux pendant les accès. Une forte saignée du bras, pratiquée à l'instant de ma visite, fut sans effet sur l'accès subséquent. Un gramme de Tannate en neuf doses, prises en trois jours, a radicalement coupé ces accès, qui semblaient devoir être plus difficiles à déraciner. Chez ce malade, comme chez tous les autres, la guérison a été soutenue à l'aide d'amers. (Tisane de centaurée et de camomille, continuée durant vingt et un jours).

Réflexions. Ce succès chez un sujet aussi malade m'a surpris infiniment. Ce que j'ai vu dans ma pratique m'autorise à penser que, si au lieu du Tannate j'avais employé le sulfate de quinine, j'aurais dû en donner le double, et peut-être n'aurais-je pas été si heureux. Jamais je n'avais employé le Tannate, et n'en connaissais ni la force ni les vertus; la prudence voulait donc que je ne l'employasse qu'à une faible dose. Or, la malade ayant été guérie par 1 gramme, je l'abandonnai à elle-même, avec condition expresse d'user des amers.

DEUXIÈME OBSERVATION.

Accès nerveux périodique chez un sujet de soixante-dix-neuf ans, datant de six mois, guéri à l'aide de 150 centigrammes de Tannate.

Madame MERLET, âgée de soixante-dix-neuf ans, d'une forte constitution, habituellement bien portante, suivit les armées d'Italie et d'Allemagne comme cantinière durant seize ans, malgré les fatigues extrêmes qu'elle a eues pendant dix-sept ans ; aujourd'hui, malgré tant de vicissitudes et de travaux de tous genres, elle conserve encore assez de force, mais souvent sa santé est chancelante.

Depuis six mois, cette femme me consultait pour une douleur de tête qui cernait toute la base du cerveau et qui durait toute la journée.

Voici son état à l'instant de ma dernière visite, le 15 décembre : douleur extrême au lieu indiqué ; c'étaient comme des coups de lance ou d'aiguille d'où résultait une forte congestion cérébrale. Du reste, les calmants n'y faisaient rien. Mais enfin, madame M... me fit part d'une particularité qui m'éclaira :—Ma douleur, dit-elle, redouble au lever du soleil, et, au contraire, elle se calme à l'approche de la nuit, ce qui me permet de dormir.

J'en conclus que j'avais affaire à une affection nerveuse périodique, et je lui donnai neuf paquets de Tannate de quinine composés chacun de 10 centigrammes à prendre en trois jours.

L'administration de ce médicament réussit d'abord à modérer les douleurs, et six autres paquets suffirent à conjurer entièrement les accès. Depuis six semaines, madame M... est dans un état de parfaite santé.

Réflexions. Cette observation prouve que le Tannate n'est pas moins apte à supprimer les douleurs nerveuses périodiques que les fièvres de même type.

Et veuillez remarquer que la dose prescrite était bien minime ; 150 centigrammes suffirent pour guérir radicalement madame M... Or, combien eût-il fallu de sulfate de quinine ? Je l'ignore, mais je dois dire que, pour combattre une otalgie violente périodique chez un sujet de vingt-cinq ans, je n'en employai pas moins de 4 grammes.

TROISIÈME OBSERVATION.

Fièvres quartes rebelles coupées avec 2 grammes de Tannate de quinine.

Retailleau de Saint-Laurent, âgé de vingt-cinq ans, est atteint d'une fièvre quarte qui existe depuis six semaines. Au début, les accès étaient peu violents ; il y avait des frissons, mais ils étaient

peu intenses et de courte durée. A ma première visite, le 8 octobre 1851, le dernier accès avait augmenté d'intensité, les frissons
étaient changés en tremblements qui duraient deux à trois heures ;
figure amaigrie, jaune pâle ; il en est ainsi des yeux. Ils portent,
comme la figure, le cachet des fièvres d'accès rebelles aux médicaments et qui durent depuis longtemps ; constipation, céphalalgie ;
rate volumineuse et sensible au toucher. (Dix sangsues à l'anus,
1 gramme de Tannate de quinine en neuf paquets à prendre trois
fois par jour.) Le 16 octobre, les accès sont diminués et sont
moins longs, moins intenses ; plus de tremblements ; l'appétit est
revenu. (Continuation d'une nouvelle dose de Tannate d'un gramme.)
Le 3 novembre 1851, le malade est mieux, mais il conserve encore quelques souvenirs de ses accès, qui sont à peine sensibles. La
figure du malade est plus naturelle et la rate indolose a repris son
volume ordinaire.

Réflexions. Cette observation offre de l'intérêt sous le rapport
de la ténacité des accès ; peu s'en est fallu que le Tannate n'eût
échoué ; et, lorsque l'on voit ce remède triompher des cas les plus
graves, on est surpris de le voir si peu actif dans d'autres cas en
apparence plus légers. (Voir observations 1 et 2.) Je demande si le
sulfate de quinine eût été plus efficace, et si une dose de 2 grammes eût suffi pour trancher à fond les accès? Je ne le pense pas ;
ma pratique dans des cas analogues m'a prouvé qu'il ne fallait pas
moins de 3 à 4 grammes de ce sel pour triompher de la maladie. J'ajoute
que le cas de Retailleau est un de ceux qui trompent souvent le
praticien. En effet, la position de cet homme paraissait moins grave
que celle des deux précédents malades ; or, comme une petite dose
de Tannate suffit pour les guérir, je devais croire qu'une semblable
dose produirait en lui le même effet.

La première observation et la dernière nous donnent à penser
que l'expérimentation de remèdes nouveaux, faite sur des malades
en apparence attaqués aux mêmes degrés, peut souvent en imposer
et conduire à des conclusions erronées.

Mon intention était d'abord de procéder de la sorte et d'essayer
comparativement le sulfate et le Tannate de quinine sur des malades placés dans des conditions en apparence semblables ; mais, les
faits dont nous venons de parler m'ayant prouvé l'inconvénient

d'en agir ainsi, je changeai d'avis ; après tout, je n'avais pas à m'expliquer sur le sulfate de quinine, dont la réputation est faite sans retour. Je laisse donc à l'expérience le soin de prononcer entre l'ancien et le nouveau fébrifuge ; pour le moment, l'essentiel est de savoir que chez tous nos malades le Tannate de quinine à doses moins fortes a eu autant de succès qu'en aurait pu avoir le sulfate, et il a encore l'avantage de ne pas irriter la muqueuse gastrique.

QUATRIÈME OBSERVATION.

Fièvres quartes devenues tierces.

Joseph B..., de Saint-Laurent, âgé de seize ans, ordinairement bien portant, a éprouvé pendant un mois des fièvres quartes dont les accès intenses duraient de sept à huit heures environ et se terminaient par des sueurs.

Le 8 octobre 1851, je le vis, et il me dit que ses fièvres depuis huit jours avaient changé de type ; de quartes qu'elles étaient, elles étaient devenues tierces, avec des accès plus intenses, et qu'elles duraient de douze à quatorze heures. Voici son état : figure pâle, yeux jaunes, ventre dur, douloureux, ballonné, rate et foie gonflés, constipation, anorexie. Après une médication antiphlogistique de quarante-huit heures, je prescrivis 1 gramme de Tannate de quinine qui ne fit que diminuer les accès. Le 1er novembre, nous ordonnâmes un nouveau gramme de ce sel, et les fièvres furent complétement enlevées.

Réflexions. Ce malade, comme le précédent, offre les mêmes phénomènes. Cependant il est à remarquer que les accès de fièvres quartes, en passant en tierces, deviennent ordinairement moins intenses ; le contraire ayant eu lieu, l'affection était plus difficile à guérir.

CINQUIÈME OBSERVATION.

Fièvres tierces coupées avec 2 grammes de sulfate de quinine. récidive le quinzième jour. — Guérison durable après l'usage d'un gramme de Tannate.

Le 9 octobre 1851, je vis AMIOT DE SAINT-LAURENT ; ce malade, âgé de vingt-quatre ans, fort et ordinairement bien portant, a, depuis cinq semaines, des accès de fièvres tierces qui durent trente-six heures ; 2 grammes de sulfate de quinine furent pris, et ne firent que suspendre la maladie pendant quinze jours.

A ma visite, figure pâle, jaune, yeux pareillement affectés, amaigrissement, ventre douloureux durant les accès, mais le foie et la rate contraints. Céphalalgie très-intense (saignée du bras) ; neuf doses de Tannate de 10 centigrammes chaque coupèrent les accès d'une manière durable.

Le 20 octobre Amiot est guéri ; il n'a pas eu de fièvre depuis cinq semaines.

Réflexions. Nous remarquons sur ce malade que le Tannate a eu le pas sur le sulfate ; 2 grammes de sulfate n'avaient coupé les accès que durant quinze jours, tandis que le Tannate à dose plus faible a mis fin à cette affection rebelle.

Nous voyons encore que l'action du Tannate est plus grande chez certains sujets et moins active chez d'autres.

SIXIÈME OBSERVATION.

Fièvres quartes rebelles qui ont duré deux ans.

Jeanne G..., de la Mananeire (Vendée), âgée de trente-cinq ans, a contracté l'hiver précédent des fièvres quartes qui ont duré dix-huit mois ; 2 grammes de sulfate de quinine ne lui ont coupé la fièvre que durant six semaines ; à cette époque, elle reparut avec le même type, mais les accès étaient moins intenses.

Le 10 octobre dernier, voici quelle était la situation de Jeanne : figure pâle, amaigrie, yeux ternes et jaunes, ventre dur, douloureux pendant et après les accès, rate et foie engorgés, descendant de deux centimètres au-dessous des fausses côtes ; céphalalgie. Six sangsues aux malléoles internes, 1 gramme de Tannate est administré en trois jours.

Le 18 du même mois, je revis la malade : les accès sont diminués d'intensité et de durée, plus de tremblements au début, ni de sueurs au déclin.

Comme les organes abdominaux étaient toujours douloureux et qu'il y avait encore de la céphalalgie, je prescrivis six nouvelles sangsues et donnai de nouveau 60 centigrammes de Tannate.

Le **25** novembre je revis Jeanne : elle était bien, et n'avait pas eu de fièvre depuis le **18**.

Réflexions. Cette résistance de la maladie aux médicaments n'a rien qui doit étonner chez cette malade, qui, depuis deux ans, a été fortement empoisonnée par les miasmes délétères qui causent les fièvres d'accès. Ajoutons encore que Jeanne, en proie aux lésions consécutives des fièvres de cette nature, est une de ces malades qui nécessitent l'emploi de remèdes actifs et prolongés. J'ai vu des cas analogues qui résistèrent à tous les fébrifuges connus, et que je fus obligé d'abandonner aux soins de la nature et du temps.

SEPTIÈME OBSERVATION.

Fièvres quartes intenses chez un sujet de quatre-vingt-seize ans.
Guérison.

La femme P..., âgée de quatre-vingt-seize ans, jouissant ordinairement d'une bonne santé, depuis six semaines est atteinte de fièvres quartes, dont les accès, très-intenses, sont redoutables chez un sujet de cet âge. À l'instant de ma visite (25 octobre 1851), voici son état : l'accès débuta par un tremblement qui a duré quatre heures, et à la suite duquel elle perdit connaissance; anéantissement et sommeil profonds, rêvasseries, visage rouge, ventre souple, indolose : elle faisait sous elle sans le sentir. Cet état dura quinze heures, au bout desquelles la connaissance lui revint, et l'accès finit par de la sueur.

1 gramme de Tannate fit cesser tous les symptômes graves, et changea le type de la fièvre, qui devint tierce.

Le 4 novembre, 1 nouveau gramme de Tannate fait cesser tous les accès. La malade, bien que très-faible, se lève six heures par jour ; elle a de l'appétit et digère sans difficulté.

Le 10 novembre, la malade a repris ses forces et se trouve bien.

Réflexions. Des accès aussi terribles eussent certainement en peu de temps fait mourir cette bonne vieille.

Nous remarquerons ici, comme chez les autres malades, que le Tannate n'a pas manqué son effet, et qu'en raison du danger des accès j'eusse été obligé d'employer une bien plus grande quantité de sulfate de quinine.

La malade trouvant de l'amertume au Tannate qu'elle prenait en poudre, je le lui administrai en bols, qui passèrent bien.

HUITIÈME OBSERVATION.

Fièvres tierces guéries par l'usage du Tannate.

La femme B..., de la Petiture, âgée de quatre-vingt-quatre ans, m'appela près d'elle le 1ᵉʳ novembre 1851. Je la trouvai dans un accès de fièvre aussi grave que celui où était la malade précédente.

Depuis un mois la B..., a des fièvres tierces qui, loin de s'éteiñ-dre, ne font qu'augmenter d'intensité. Le 2 novembre, elle prit le Tannate de quinine (1 gramme en neuf bols), et en peu de jours ses fièvres furent coupées.

Le 25 novembre, la malade est bien ; cependant elle dit avoir éprouvé les jours précédents quelques frissons qui durèrent peu de temps. Bien qu'il en fût, je prescrivis un nouveau gramme de Tannate qui mit fin à tous ces accès.

Réflexions. La B... depuis longtemps souffrait souvent de l'estomac, ce qui m'obligea à lui donner après chaque dose de Tannate une potion calmante. Grâce à ce moyen, la malade supporta très-bien le nouveau fébrifuge, et guérit parfaitement.

NEUVIÈME OBSERVATION.

Fièvres tierces qui résistèrent à 80 centigrammes de sulfate de quinine, et qui furent radicalement coupées par une égale quantité de Tannate.

Constance C..., domestique de la Mancineire (Vendée), âgée de vingt ans, a éprouvé durant quinze jours des fièvres tierces que l'on combattit par 2 grammes de sulfate de quinine.

Au bout de huit jours les fièvres revinrent, et continuèrent encore un mois sous le type quarte; mais les accès, devenant de plus en plus intenses, forcèrent la malade à me consulter.

Au 8 octobre, Constance était sans fièvre, son teint était jaune, pâle, ventre dur, rate et foie douloureux. J'ordonnai douze sangsues à l'anus et 1 gramme de Tannate à prendre en quatre jours. Le Tannate ne réussit pas mieux que le sulfate; seulement la fièvre, au lieu de reparaître le huitième jour, ne reparut que le seizième, et les accès restèrent ainsi irréguliers.

La malade revint me voir le 28 du même mois, et je mis fin à ces accès erratiques par un nouveau gramme de Tannate pris comme le premier en quatre doses. Ce dernier remède coupa complétement les fièvres.

Réflexions. L'action du Tannate dans ce cas a été plus grande encore que celle du sulfate. En effet, nous avons vu que les 2 grammes de sulfate n'ont coupé les accès que durant huit jours, tandis que le premier gramme de Tannate a d'abord fortement ébranlé la maladie, et que le deuxième gramme l'a complétement chassée.

DIXIÈME OBSERVATION.

Fièvres tierces guéries à l'aide de 60 centigrammes de Tannate de quinine.

Brochard, âgé de trente mois, ordinairement bien portant, éprouve depuis trois mois des fièvres tierces, qui, au début, ne duraient que trois heures. Chaque matin, elles s'annonçaient par un tremblement qui durait une heure, et auquel succédait de la sueur. Des tisanes amères de centaurée et de camomille suffirent pour les éteindre. Depuis quinze jours ses forces sont revenues.

Voici son état : le 20 octobre 1851, la figure de B... est jaune pâle, ventre dur, ballonné, douloureux pendant la fièvre, rate et foie douloureux; le premier organe est plus volumineux que de coutume. Anorexie, amaigrissement, céphalalgie au moment des accès; six sangsues à l'anus et six paquets de Tannate de quinine de 10 centigrammes chaque guérirent complétement B...

Réflexions. Ici, comme chez tous les autres malades, le nouveau fébrifuge n'a pas manqué son effet, bien qu'il ait été pris à une dose assez minime (50 centigr.).

ONZIÈME OBSERVATION.

Fièvres quartes guéries à l'aide de 1 gramme de Tannate.

Douillard, âgé de trente ans, a éprouvé depuis quinze jours quatre accès de fièvres quartes qui duraient trois heures, et qui débutaient par des tremblements.

Le 20 octobre, je le vis pour la première fois : figure rouge, céphalalgie intense pendant l'accès; ventre dur, indolose, rate et foie sains. Une saignée du bras et un gramme de Tannate de quinine suffirent pour couper entièrement ses accès. Depuis un mois ils n'ont plus reparu.

Réflexions. Cette observation n'a d'intérêt que par la facilité avec laquelle le Tannate de quinine en a triomphé.

DOUZIÈME OBSERVATION.

Fièvres d'accès périodiques chez un phthisique qui débutaient par des tremblements. Accès enlevés sous l'influence de 1 gramme de Tannate.

La MERLET, phthisique au troisième degré, depuis huit jours éprouve vers midi des tremblements qui durent environ deux heures. A ces accidents succèdent une toux plus fréquente, une vive chaleur, et plus tard de la sueur. Souvent, durant les accès, surviennent des vomissements accompagnés de douleurs épigastriques qui tourmentent longtemps la pauvre malade.

Le douzième jour, je prescrivis neuf paquets de Tannate en poudre administrés en trois jours. Après la prise de chaque dose, la malade usait d'une cuillerée de potion calmante. Cette dose suffit pour supprimer les frissons, pour masquer et adoucir les accès de cette affection accidentelle.

Réflexions. Outre l'intérêt qui se rattache à la suppression du tremblement, on doit encore porter son attention sur l'action directe du Tannate de quinine sur la muqueuse gastrique.

Il est utile de dire que la M... souffrait souvent de l'estomac, qu'elle vomissait même quand la douleur était par trop vive, et, néanmoins, le Tannate ne fut pas moins utile contre la fièvre sans nuire à l'affection gastrique.

D'où nous inférons que le Tannate peut être également donné à des estomacs irritables. La M... prenait ce remède sans la moindre répugnance.

TREIZIÈME OBSERVATION.

Accès de fièvre pernicieuse chez un sujet atteint de pleurésie.

La SORIN, âgée de soixante-cinq ans, ordinairement bien portante, a contracté depuis deux jours une pleurésie du côté droit avec fièvre, toux forte. A ma première visite du 2 novembre, soif vive, matité sensible à la partie postérieure et latérale du poumon droit dans sa moitié inférieure ; oppression, pouls petit, à cent huit pulsations ; douze sangsues au côté douloureux, cataplasme, tisane gommeuse.

Le troisième jour, la toux, la douleur et les autres symptômes persistent à un moindre degré. Il y a du mieux, la fièvre est à cent pulsations.

Le quatrième jour, même état que la veille.

Le cinquième au matin, frissons et tremblements très-forts, la fièvre augmente de plus en plus ; à midi, le délire survient, la douleur du côté est plus grande, oppression ; la malade ne sait plus ni ce qu'elle dit, ni ce qu'elle fait (fièvre violente, à cent vingt pulsations). Le soir, même état ; oppression plus forte, bien que l'épanchement pleurétique soit le même. Il en est ainsi de l'égophonie ; prostration très-grande. Vésicatoires sur le côté et aux jambes ; sinapismes.

Le sixième jour au matin, même état ; le soir, la fièvre a diminué, le trouble des idées persiste.

Le septième jour au matin, la malade a repris sa connaissance ; la fièvre a diminué, elle est à cent huit pulsations. Sueurs à la fin de l'accès : quatre paquets de Tannate de quinine de 10 centigrammes à prendre dans la journée.

Le huitième jour, nouveau paroxysme avec délire ; l'accès ne dure que vingt-quatre heures.

Le neuvième jour, on revient au Tannate.

Le dixième jour, mieux : l'oppression, l'épanchement, la fièvre sont diminués. L'égophonie n'existe plus ; Tannate à la dose de 20 centigrammes.

Le onzième jour, nouvel accès moins violent ; il ne dure que douze heures. Tannate à la fin du paroxysme.

Le douzième jour, même dose de Tannate.

Les treizième, quatorzième et quinzième jours, mieux sensible ; la fièvre n'a pas reparu.

Le seizième, la malade est bien ; elle tousse toujours, plus d'oppression, mais de la faiblesse.

L'accès terrible survenu tout à coup chez notre malade, sans cause comme sans augmentation bien sensible dans les symptômes locaux , nous a fort inquiété. La malade est âgée de soixante-cinq ans, épuisée de fatigues et de misère, et ordinairement d'une faiblesse remarquable. Cet état nous faisait craindre de la voir succomber durant l'accès.

Remarquons bien ici que 40 centigrammes de Tannate ont suffi pour modérer l'accès principal et trancher les symptômes qui compromettaient la vie de cette femme. Enfin, 120 centigrammes de ce sel ont fait complétement disparaître les accidents. Je pense qu'une double dose de sulfate de quinine n'eût pas mieux réussi, dans le cas de fièvre pernicieuse. Le Tannate sera donc administré sans crainte.

QUATORZIÈME OBSERVATION.

Fièvres typhoïdes guéries à l'aide de Tannate pris comme tonique.

Jean J... contracte, le 2 octobre, une fièvre avec céphalalgie intense au début de l'affection. Il éprouve des étourdissements, de la stupeur, inquiétude involontaire, dévoiement et coliques internes ; ballonnement du ventre présentant çà et là à sa surface de petites pustules acuminées, anormales, rêves pénibles la nuit, pouls petit, fréquent, à cent vingt pulsations ; anorexie, langue blanche, épaisse, bouche mauvaise. Cet état dure quatre jours : quatorze sangsues à l'anus ; eau de riz.

Le cinquième jour, éméto-cathartique qui sur l'instant produisit un bon effet.

Le sixième jour, les symptômes n'ont pas diminué ; prostration plus grande.

Les neuvième, dixième, douzième et treizième jours, délire, somnolence et rêvasseries, soif et fièvre vives, langue sèche, noirâtre au centre. Jean se plaint beaucoup et est insouciant pour tout ce qui l'entoure ; stupeur plus grande, commencement de surdité, dévoiement et coliques ; ventre dur, ballonné, pouls petit, à cent vingt-quatre pulsations, prostration plus grande ; 30 centigr. de Tannate à prendre dans la journée ; potion calmante après l'usage du Tannate, frictions d'huile camphrée sur le ventre.

Le quatorzième jour, de la sueur survenue dans la nuit modère la fièvre, et le pouls tombe à quatre-vingt-quatre pulsations. Il en est ainsi des autres symptômes. Cet état de mieux persiste le même pendant deux jours, quand, le seizième, survient un frisson et un nouveau paroxysme qui met le malade dans le même état que celui du treizième jour.

Jean J... fait sous lui sans en avoir connaissance; la surdité est plus grande ainsi que la faiblesse, langue et dents féliogineuses, peau sèche et chaude, pouls petit, à cent vingt-quatre pulsations, roideur permanente des muscles du dos. Même prescription que le treizième jour. On ajoute l'usage du vin de Bordeaux sucré et mitigé.

Du seizième au vingt-huitième jour, même état, mêmes symptômes qui s'aggravent de plus en plus, et font croire à la fin prochaine de J. J.

Le vingt-neuvième jour, après de fréquentes garde-robes rendues dans le lit et de la sueur, le malade sort de l'état alarmant où il se trouve. Le pouls filiforme est moins vif, à quatre-vingt-seize pulsations; l'intelligence revient, et cette crise subite nous fait espérer une guérison que nous étions loin de prévoir.

Du treizième au vingt-huitième jour, le Tannate a été administré par doses de 20 centigrammes.

Réflexions. Le Tannate de quinine a rendu des services éminents dans la précédente observation. Ici nous voyons qu'il n'a pas été moins efficace. L'estomac de J. J. souffrait depuis longtemps, et par conséquent il était très-sensible. Néanmoins, il n'a nullement souffert du contact de ce médicament, ce qui prouve assez que le Tannate n'est pas irritant. Ici donc, comme dans les huitième, douzième et quatorzième observations, nous remarquerons que l'action du Tannate a été innocente, et ma pratique me porte à croire que le sulfate de quinine n'eût pas été aussi doux à des estomacs délicats et sensibles; et, en effet, dans ces cas analogues je me suis vu plus d'une fois forcé d'y renoncer pour l'extrait de quina.

Telles sont les observations que j'ai faites, et que j'ai suivies avec soin. Je dois même ajouter que j'ai visité chaque malade cinq semaines après cessation de la fièvre pour constater si les accès avaient été plus ou moins complétement coupés. Tous mes malades, les plus gravement comme les plus légèrement attaqués, n'ont éprouvé de rechutes que celles que nous avons consignées et qui tenaient à la quantité trop minime du fébrifuge dont ils avaient fait usage. Le Tannate ne m'a donc fait défaut dans aucun cas.

Depuis deux mois je cherche en vain l'occasion d'employer le Tannate de quinine dans les douleurs nerveuses ou rhumatismales. Je ne sais si, en pareil cas, il supporterait la comparaison avec le sulfate. Je termine donc ce travail avec le regret d'être incomplet.

Toutefois, des observations que j'ai faites je me crois autorisé à conclure :

1° Que le Tannate de quinine possède des propriétés analogues à celles du sulfate, soit contre les fièvres d'accès jusqu'aux fièvres pernicieuses, soit contre les autres affections périodiques;

2° Qu'il y a lieu de penser que le Tannate est plus actif, puisqu'il produit le même effet à des doses inférieures;

3° Qu'à propriétés égales, il faut donner la préférence au Tannate, en ce qu'il en faut moins et qu'il est moins cher;

4° Que le Tannate, étant moins amer, est aussi plus facile à prendre;

5° Et qu'étant plus facile à supporter par les estomacs délicats, il peut être employé là où le sulfate de quinine ne saurait l'être.

Mais, dans quelques termes que nous parlions du Tannate de quinine, le sulfate a sur lui l'avantage d'être depuis longtemps dans la pratique, et, sous ce rapport, mérite une confiance à laquelle le Tannate ne peut encore prétendre.

OBSERVATIONS DE M. LE Dr BOUVIER (1).

LAMBERT, colon d'Afrique, âgé de vingt ans, est d'une constitution délicate. Il a gagné la fièvre dès son arrivée dans notre colonie. La rate est énorme. Le premier accès a duré huit jours avec délire; puis la fièvre s'est réglée rémittente, puis tierce. Il a fallu 1 gramme de sulfate de quinine le matin et 1 gramme le soir. La fièvre, coupée à chaque traitement, revenait toujours au bout de quelques jours. Lambert est rentré en France.

(1) Recueillies à l'hôpital Beaujon.

Il déclare qu'avant d'entrer dans mon service il a été une première fois traité par le sulfate de quinine. Les accès sont constatés trois fois. La fièvre est tierce avec tremblements et sueurs. L'accès devait venir le 1er juillet. On donne le matin 0,50 de Tannate avant l'accès, qui vient à midi, mais est très-faible et signalé simplement par un mal de tête et une accélération du pouls. Le malade dîne avec appétit. Le 3 juillet au soir, 0,50 de Tannate, et autant le 4 juillet au matin. L'accès ne vient pas, il y a seulement céphalalgie. Le 6 au soir, 0,50 de Tannate; autant le 7 au matin; il n'y a plus ni fièvre ni accès.

Le médicament est continué jusqu'au 22. Ce jour, le Tannate fut supprimé; la rate est demeurée aussi volumineuse et douloureuse. Le 29, le malade sort guéri : on lui remet du Tannate à prendre chez lui les jours d'accès. Il n'y a pas de récidive.

GILBERT (Désiré), garçon d'hôtel, passe l'été aux Loges, près Jouy (Seine-et-Oise). Il y est pris de fièvre et traité par le sulfate de quinine (12 décigr.).

La fièvre guérie reparaît avec un type quotidien. Le 4 août, la fièvre ayant été deux fois constatée, Gilbert prend 0,60 de Tannate à cinq heures du matin. L'accès manque ; le Tannate est continué du 5 au 9 en décroissant, de 0,60 à 0,20. Le malade sort le 13 parfaitement guéri. Il n'y a pas eu de récidive.

Femme X..., salle Sainte-Hélène, n° 307. La fièvre se présente avec le type quotidien. Le 9 septembre, lorsqu'elle a été deux fois constatée, le Tannate est donné à la dose de 1 gramme. La fièvre ne paraît pas le 10, et l'on administre 0,75 de Tannate. La fièvre est définitivement coupée. Le Tannate est continué les 11, 12, et 13. La malade sort le 14. Pas de nouvel accès.

TRAIN (Désirée), blanchisseuse, 35 ans, accouchée depuis six semaines, a eu un érysipèle aujourd'hui disparu. Elle est prise de fièvres irrégulières, tantôt deux accès par jour, tantôt accès quotidien ou type tierce.

Le 1er septembre, la malade prend 1 gramme de Tannate. La fièvre paraît comme la veille. Le 2, 1 gr.; pas de fièvre. Accès les 3, 4, 5, 6 et 7. Le 8 septembre, 0,60 étaient prescrits : ils ne sont pas donnés. La fièvre reparaît le 9. On donne de nouveau 1 gr. de Tannate; l'accès manque. (La fin de l'observation n'a pas été donnée.)

Roussel (Joseph), trente-quatre ans, ajusteur, vient d'Afrique, où il est resté bien portant de 1839 à 1850. Atteint à Mascara de fièvre tierce, guérie par le sulfate de quinine, il reprend la fièvre à Alger. Elle est guérie de nouveau par le sulfate. Il revient en France ; à Clermont, il est repris, la fièvre est quotidienne. Le sulfate de quinine administré réussit. A Paris, nouvelle rechute, il entre à Beaujon et est traité par le sulfate de quinine ; il sort guéri le 28 juin 1851. Le 8 juillet, les accès reparaissent avec le type quotidien. Il n'a ni appétit, ni sommeil ; rate hypertrophiée et douloureuse. Le 15 juillet le Tannate est administré ; 2 grammes 5 en trois doses. L'accès ne vient pas ; le médicament est continué du 15 au 22 en décroissant. Le 29, le malade sort de l'hôpital. Il est repris, le 8 août, d'un nouvel accès, qui reparaît le 9 et le 10. Il se présente à l'hôpital de neuf à dix heures. Il prend 1 gramme de Tannate ; l'accès vient de même à onze heures. Le lendemain, il prend 1 gramme à six heures du matin, et emporte du Tannate à prendre chez lui. Depuis ce temps il n'y a pas eu de rechute.

Bayeul (Céleste), vingt-cinq ans, cuisinière, nouvelle accouchée, est prise d'accès de fièvre, au type quotidien ; la rate est normale ; 1 gramme 5 de Tannate en trois doses. La fièvre est nulle. Le médicament est continué pendant trois jours, jusqu'au 17 octobre. Le 19, la fièvre reparaît, et 1 gramme 50 en deux doses la coupent de nouveau. Le 22, nouvel accès ; le 23, 1 gramme de Tannate. Le médicament est continué les 24, 25 et 26 octobre. La malade sort le 29 complétement guérie.

Fièvres symptomatiques d'affections tuberculeuses.

Campagne (Louise), vingt-deux ans, lingère, entre à l'hôpital le 26 juin 1851. Elle déclare que le 20 juin, à la suite d'un travail forcé, elle a ressenti des frissons avec sueurs et faiblesse continuelle. Elle a une toux sèche et de fortes douleurs épigastriques ; la bouche mauvaise et des vomissements fréquents ; fièvre quotidienne, alternant irrégulièrement. Le 23 juillet, on lui donne 0,60 de Tannate ; la dose est portée à 0,75, 1 gramme et 1 gramme 50, deux fois sans succès. Le 19, le Tannate est remplacé par le sulfate, 0,60, 0,75 ; 1 gramme et 1 gramme 5. Le 22, à cinq heures trois quarts, le sulfate ayant été administré à quatre heures un quart et cinq heures un quart, il y a des vomissements qui se renouvellent quatre fois en dix heures. Toute la journée, céphalalgie, étouffements. L'usage des préparations est suspendu.

Rhumatismes articulaires aigus.

Boudin (Flore), vingt-trois ans, couturière, se plaint de douleurs vagues dans les membres. Pas de fièvre. Six jours après, le 22 octobre, le mal est caractérisé par une douleur vive dans le genou gauche, qui se manifeste bientôt dans le droit et dans les autres articulations. Le 24, on prescrit 1 gramme de Tannate de quinine en deux doses, deux pilules d'opium de 0,05 : aggravation de symptômes ; le lendemain 3 grammes de Tannate en deux doses : sans aucun effet ; le jour suivant même dose : nulle amélioration. Le 27, 3 grammes de Tannate sont de nouveau prescrits sans amener aucun résultat. On applique deux vésicatoires de la largeur d'une pièce de cinq francs sur les poignets. On prescrit 1 gramme d'huile d'Epurges, et, enfin, la malade n'est guérie que par un traitement spécial.

Dubuc (Eugénie), femme Hervy, âgée de dix-huit ans, journalière, entre à Beaujon le 15 septembre 1851. Elle est atteinte depuis quinze jours d'un rhumatisme articulaire aigu, qui a commencé par les articulations du cou-de-pied et de l'orteil. Elle offre un état fébrile médiocre. La douleur a presque complétement abandonné les articulations du pied pour se porter sur les genoux et le poignet, où elle est assez intense.

Le 16, on prescrit 1 gramme 50 de Tannate de quinine en six paquets pour les vingt-quatre heures. Le pouls est ralenti dès le lendemain, et il y a un peu d'amélioration dans les douleurs qui n'ont pas envahi d'autres articulations. Pas de symptômes d'étourdissements.

Le 17, 2 grammes de Tannate ; 3 grammes le 18. L'état de la malade est assez satisfaisant.

Le 19, l'amélioration continue. La malade s'est un peu enrhumée, demi-looch blanc ; Tannate de quinine, 2 grammes en six doses, une pilule d'opium, trois bouillons. Pas d'étourdissements.

Le 20, les poignets ne vont pas mieux ; les genoux sont repris et chauds au toucher ; on revient à 3 grammes de Tannate en six doses, trois bouillons, une pilule d'opium.

Le 21, un peu de mieux. On ne peut continuer le même traitement, faute de Tannate.

Névralgie faciale.

Berdier (Marie-Suzanne), gantière, trente ans, accouchée il y a cinq mois, entre le 13 octobre à Beaujon.

Bien portante pendant sa grossesse et les deux premiers mois, elle ressent depuis deux mois environ, et surtout depuis quinze jours, une douleur intolérable dans toute la moitié droite de la tête. C'est pendant la nuit que la douleur se fait sentir le plus violemment. Pas d'exostose, pas d'antécédents syphilitiques. Les douleurs sont continuelles, quoique rémittentes.

Le 16 octobre on lui prescrit 1 gramme de Tannate en deux doses. Le soir, pas de douleurs. Elles n'ont pas reparu le 17 au matin. La tête est cependant encore un peu lourde. Un gramme est de nouveau prescrit ; pas de nouvelles douleurs ; pesanteur de tête persistante. Cependant elle exige sa sortie le 18 au matin. Pas de nouvelles de cette malade depuis lors.

Réflexions. Les expériences que j'ai faites me permettent de conclure que le Tannate de quinine est fébrifuge de la même manière que le sulfate de quinine, et dans les mêmes cas ; mais qu'il ne met pas plus que celui-ci à l'abri des chances de rechute. Il résulte des expériences qui me sont propres que ce sel, étant à peine amer, peut-être administré très-facilement aux enfants, et que, ce qui est très-important, il se prête à toutes les formes. On peut le donner aussi bien en pastilles, en pilules, ou même simplement mêlé à du sirop de gomme, ou à de la pulpe de fruit cuit, ou avec du sucre et du café, comme on fait pour le quinquina. J'insiste sur ce point qu'employé, soit comme tonique, soit comme antipériodique, il est très-bien toléré par l'estomac, même chez les personnes qui ne supportent pas le sulfate de quinine.

MINISTÈRE
de l'Intérieur, de l'Agriculture
et du Commerce.

DIVISION
DU COMMERCE INTÉRIEUR.

—

BUREAU
de la Police sanitaire
et industrielle.

REMÈDES NOUVEAUX.

—

TANNATE DE QUININE.

—

AVIS D'APPROBATION.

Monsieur,

L'Académie nationale de médecine ayant jugé favorablement le Tannate de quinine que vous lui avez présenté, j'ai pris un arrêté portant que les préparations de ce produit pourront être librement vendues par les pharmaciens sur la prescription des médecins, en attendant qu'elles soient insérées dans la prochaine édition du *Codex*. Les préparations dont il s'agit devront être considérées comme étant, dès ce moment, insérées dans ce recueil.

Je vais adresser aux jurys médicaux, par l'intermédiaire des préfets, des instructions en ce sens.

Recevez, monsieur, l'assurance de ma considération distinguée.

Pour le ministre :

Le conseiller d'État, directeur de l'Agriculture
et du Commerce,

Signé : HEURTIER.

M. BARRESWIL, *rue du Coq-Saint-Honoré, 9, à Paris.*

PARIS. — IMP. SIMON RAÇON ET Cⁱᵉ, RUE D'ERFURTH, 1.

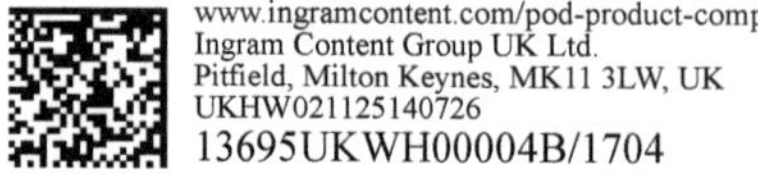
www.ingramcontent.com/pod-product-compliance
Ingram Content Group UK Ltd.
Pitfield, Milton Keynes, MK11 3LW, UK
UKHW021125140726
13695UKWH00004B/1704